제2판

성인 정신치료 계획

길라잡이

최영희 · 박두성 옮김

圖書出版 하나醫學社

The Complete Adult Psychotherapy Treatment Planner

Second Edition

차 례

역자 서문

역자가 〈The Complete Adult Psychotherapy Treatment Planner〉라는 책을 처음 접한 것은 미국 캘리포니아의 한 서점에서 였다. 우리나라의 정신과 의사들이 의료보험 공단 및 심평원과 과다 청구, 허위 청구, 진료비 삭감 등의 문제로 실랑이를 하면서 고민하던 것을 잘 알기에 미국에서는 어떤 문제가 있을까 궁금했는데, 마침 이 책은 그런 고민의 한 가지 해결 방안으로 쓰인 책이기에 반가왔다. 그 뒤로 번역을 하여 우리나라의 독자들에게도 도움을 드렸으면 하고 작업을 해왔는데 워낙 능력이 없는 사람인지라 차일피일 미루다가 하나의학사 오무근 사장님의 설득으로 비로소 번역본을 세상에 내놓게 되었다.

이 책은 철저하게 정신치료를 제공하는 쪽과 그것을 심사하여 진료비용을 부담하는 쪽의 요구에 부응하여 만들어진 책이다. 따라서 저자들이 의도한 대로 사용이 된다면 효과적으로 보다 객관적이고 비용-이득의 분석에 따른 효율적인 정신치료 계획이 이루어지고 평가될 수 있을 것으로 기대된다. 물론 이 책의 배경인 미국과 우리나라의 의료 보험 사정이 다르기에 적용 실제에 있어서도 차이가 있을 것으로 예상된다. 또한 이 책에서 권장하고 있는 많은 자조 책자들이 안타깝게도 우리나라에는 아직 번역되어 소개되지 못한 책들이 대부분이다. 하지만, 어떤 책이라도 실제에서 적극적으로 활용되어 지지 못한다면 무용지물이 될 것이기에 역자 또한 양측 모두에게 이 책에서 권장하는 방법을 참조하여 실제에서 활용되기를 기대한다. 치료 제공자 편에서는 이 책에서 제공하는 다양한 방식에 따라 정신치료를 계획하고, 그 계획에 따라 철저하게 실시하며, 그 기록을 잘 남기고, 정신치료를 평가하고 지불하는 편에서는 이 책에서 제공하는 다양한 내용들을 참조하여 정신치료의 계획과 실행이 잘 이루어졌는지를 평가한 후에 지불한다면 그 혜택은 최종 수혜자인 환자와 치료 제공자 그리고 평가 및 지불 책임자들에게 모두 돌아가게 될 것이다.

번역 작업은 정말 지루하고 이득이 적은 일이다. 하지만, 이 책을 통하여 도움을 받는 분들이 있다면 그것이 가장 큰 보람이고 열매일 것이다. 이 책을 번역하는데 일등 공신은 박두성 선생이다. 박 선생은 역자가 인제의대 서울백병원의 교수로 재직할 당시에 정신과 전공의 과정을 수료하고 전문의를 획득한 후에 현재 부산에서 개업 활동을 하고 있는 유능한 정신과 전문의이다. 교정을 맡아 준 방현숙 선생 또한 큰 도움이 되었다. 방선생은 역자로부터 인지행동치료를 연수받은 인연으로 교정 작업을 부탁하였다. 최종 교정을 도와준 메타 인지행동치료 연구소의 박진영 연구원과 역자의 딸 최아란에게 고마운 마음을 전한다. 또한 하나의학사 오무근 사장님께도 감사드리며 이 책에 관한 어떠한 조언도 겸허한 마음으로 감사하게 받아들이고자 한다.

2006년 4월 14일

역자 대표

서 론

1960대 초 이후로 체계화된 치료 계획은 신체 · 정신건강, 아동복지, 약물남용을 포함하는 보건의료 시스템 전반의 핵심으로서 점차 자리매김해오고 있다. 1960년대 의료분야에서 시작된 것이 1970년대에 들어서면서 클리닉, 정신병원 및 유사기관 등의 정신건강 분야로 확산되고, 제3의 보상절차를 위해 Joint Commission on Accreditation of Healthcare Organizations (JCAHO)와 같은 기관으로부터의 인증이 필요하게 되었다. 대다수의 치료제공자가 인증을 획득하기 위해 치료 계획 문서화 시스템의 개발 및 강화가 요구되기 시작했다. 이전에는 기껏해야 정신건강 및 약물남용 치료제공자들 대개가 엉성한 치료 계획을 제공했고, 모호한 치료 방향, 실제적이지 않은 목표, 모든 내담자에게 동일하게 적용되는 중재(치료적 중재)들로 인해, 내담자들이 정신건강 치료에 의문을 제기하기에 이르렀다. 치료 결과는 측정이 되지 않았으며, 치료 종료 시 의료진이나 내담자들 모두 정확하게 효과를 파악할 수 없었다. 초창기 치료 계획 개발은 이러한 이슈들을 쟁점화 시키는 데 일조하게 되었다.

1980년대 이르러 의료관리의 출현과 함께 치료 계획의 중요성은 더욱 확대되었다. 의료관리 시스템을 통해 임상전문가들은 문제 분석에서 치료 계획의 구축 및 실행으로 급속히 전환하게 되었다. 의료관리 관련 회사들은 치료 진척의 촉진을 목표로 내담자와 치료 제공자가 가능한 신속하게 문제 행동을 규명하고 수정하는 것에 중점을 두어 진행시킨다. 치료 계획은 문제 사안, 치료 중재, 내담자의 필요와 목표에 따른 개별화, 환자의 진척 정도를 도식화할 수 있는 이정표를 구축한다는 관점에서 측정 가능해야 한다. 이에 따라, 제3의 보상지급자, 인증기관 및 기타 외부 기관들이 임상전문가들로 하여금 단기간 내에 효과적이고, 고차원적인 치료 계획을 제공하도록 압박을 가하기 시작했다. 그러나 많은 정신건강 치료 제공자들이 치료 계획 개발에 익숙하지 않은 형편이다. 본서의 목적은 치료 계획 절차를 명료하고 간결하게 만들어 사용을 촉진시키기 위함이다.

치료 계획의 유용성

구체적으로 기술된 치료 계획은 내담자, 치료 전문가, 치료팀, 보험회사, 치료 유관 기관뿐 아니라 전반적인 정신치료 전문가들에게도 이득이 된다. 내담자는 치료 프로세스의 중점 사항이 명시된 치료 계획서를 제공받는다. 무엇 때문에 치료를 받게 되었는지에 대한 방향이 자칫 흐려지기 쉽기 때문에 치료 계획은 치료 계약에 주안점을 두고 체계화하는 길잡이 역할을 한다. 치료가 진행됨에 따라 여러 변수들이 발생하므로 치료 계획은 융통성 있게 작성하여 진행 중의 전반적인 주요 변화들을 계속해서 업데이트 할 수 있도록 한다.

내담자와 치료 전문가는 치료 결과에 역점을 두는 치료 계획을 통해 혜택을 누릴 수 있다. 행동적으로 측정 가능한 목표들이 효과적인 치료 결과로 이어진다. 따라서 치료법에 내담자가 의문을 품을 필요가 없을 뿐만 아니라, 명료한 목표는 환자로 하여금 문제를 장기적인 관점에서 해결할 수 있는 장을 제공한다. 치료란 내담자의 상황이 호전될 때까지 감정과 인지적 측면에 대해 그저 일방적으로 솔직하게 털어놓는 모호한 계약이 아니다. 면밀한 치료적 중재를 통해 구체적으로 기술된 목표 사항을 토대로 진행하는 것이다.

치료 계획은 치료 제공자가 단기 목표 달성에 최적인 치료적 중재에 분석적이고 비판적으로 접근하도록 요구한다. 과거에는 "환자를 쫓아"가는 방식이었으나, 현재는 규정된 치료 계획에 맞게 치료 절차를 진행한다. 치료 전문가는 치료적 중재의 기반이 되는 치료 방법, 절차 및 연구 방안, 정화의 목표에 각별한 주의를 기울여야 한다.

때에 따라 의료 소송이 걸릴 경우, 부차적 보호 장치로써 임상 전문가들에게 명확한 치료 기록은 매우 유용하다. 점차 의료 소송이 빈번해지고 보험료가 급등하고 있다. 변호에 있어 최우선은 구체적인 치료 절차가 전적으로 기술된 의료 기록이다. 개별화되고 체계화된 치료 계획은 치료 절차의 길잡이로써 내담자가 읽고 서명하며, 문제 중심으로 진척 상황의 기록이 포함되기 때문에 과장 및 허위 소송에 효과적으로 대처할 수 있다.

철저한 치료 계획은 제기되는 문제점을 명확하게 규정하고, 다양한 치료적 중재 전략은 팀 구성원들에 의해 세워진 치료 절차를 순조롭게 진행시킨다. 치료에 대한 접근 방식과 그에 따른 책임소재에 대한 팀 구성원들 간의 효과적인 의사소통은 매우 중요하다. 환자 치료를 위한 팀 미팅은 치료 제공자 간의 유일한 의사소통 채널이었고, 대부분 치료 결과나 연구 방안 등의 내용이 기록되지 않아 왔다. 지금의 원칙은 철저한 치료 계획을 통해 목표 및 다양한 치료적 중재, 담당 치료 전문가에 대해 구체적으로 기재하는 것을 규정하고 있다.

모든 치료 기관은 진료 기록의 질을 올리는 한편, 기록 방식을 통일시키고자 강구하고 있다. 모든 내담자의 파일에 행동적 정의, 단기/장기 목표 및 치료적 중재를 포함한 치료 계획 문서 양식은 진료 기록의 통일성을 높여준다. 통일된 양식은 대내외적으로 기록 검사관들의 업무를 원활하게 한다. JCAHO 같은 외부 검사관들은 치료 평가, 치료 방식 및 진척 상황, 치료 중단 상황을 간단명료하게 명시할 것을 요구한다.

제3의 지급자와 HMO(Health Maintenance Organization)의 책임 추적을 위해 치료 계획 기록과 전반적인 진척 상황의 기록이 부분적으로 필요하다. 의료보건 시스템이 세분화됨에 따라, 측정 가능한 목표와 명확한 치료적 중재가 포함된 치료 계약의 체계화가 요구되고 있는 실정이다. 임상 전문가들은 치료 절차를 외부의 담당자들에게 설명하는 것이 당연시하고 있다.

임상 전문가들은 치료 계획을 통해 보다 명확하고 측정 가능한 단기 목표를 세우는 것으로부터 정신건강 치료의 성공 여부를 평가하기까지 다양한 효과를 보고 있다. 구체화된 치료 계획의 도입으로 치료적 중재에 필요한 결과 자료를 손쉽게 수집하여 실제적인 치료 목표 수립의 효율성을 기할 수 있다.

치료 계획 설계하기

치료 계획 설계 절차는 집을 세우는 것처럼 각 요소들을 통합하여 논리적으로 연계시키는 것이다. 효과적인 치료 계획의 토대는 철저한 생물-심리-사회학적(Biopsychosocial) 평가를 통해 수집된 자료에 기인한다. 내담자와 치료를 진행함에 따라 임상 전문가는 내담자의 문제를 근본적인 문제, 현재의 스트레스 요인들, 정서 상태, 사회적 환경, 건강 상태, 대처 방법, 대인관계 문제, 자존감 등의 다각적인 측면에서 경청하고 이해해야 한다. 사회적 배경, 신체 검사, 임상 면접, 심리 검사 혹은 내담자의 '중요한 인물들'과의 접촉을 통해 분석 자료를 수집할 수 있다. 임상 전문가 또는 다양하게 구성된 치료팀 멤버들에 의한 자료의 통합은 내담자의 본질적인 문제를 간파함으로써 내담자에 대한 보다 심층적인 접근을 꾀할 수 있게 도와준다. 분석 자료를 바탕으로 효과적인 치료 계획 설계를 위한 실제적인 여섯 단계를 소개한다.

제1단계 : 문제 선택

치료 평가 시, 상담이 순조롭게 진행된다 할지라도 임상 전문가는 치료 절차의 축이 되는 가장 근본적인 문제를 추려낼 수 있어야 한다. 근본적인 문제는 표면화 되고, 부차적인 문제 역시 드러나기 마련이다. 이때 기타 문제들은 치료에 필수 조건이 아니므로 제외하도록 한다. 소수의 선별된 문제를 다룸으로써 보다 효과적인 치료 계획이 보장되며, 그렇지 않을 경우 치료의 방향성을 상실하게 된다. 본 정신치료 계획 길라잡이는 실제 임상 현장에서 가장 빈번하게 다뤄지는 내담자들의 문제 39가지를 선별하여 다루고 있다.

임상 전문가 및 치료팀이 선별한 문제에 명확히 접근함에 따라, 본질적인 문제와 관련하여 내담자의 의견을 수렴하며 어떤 치료가 요구되는지 파악할 수 있다. 어떤 면에서는 치료 절차에 대한 동기부여는 내담자의 최우선적인 필요사항을 어떤 치료 방식으로 접근하느냐에 따라 결정되기도 한다.

제2단계 : 문제 정의

문제를 표현하는 행동방식은 개인의 독특성을 반영한다. 따라서 치료에 초점을 맞추기 위해 선택된 각각의 문제는 내담자가 이를 어떻게 표현하는지에 대해 구체적으로 정의되어야 한다. 증상 패턴은 DSM (Diagnostic and Statistical Manual) 혹은 ICD(International Classification of Diseases)의 진단 규정에 맞춰 이뤄져야 한다. 본서에서는 DSM-IV를 토대로 본 정신치료 계획 길라잡이를 통해 행동적인 문제들을 구체적으로 정의하는 한편, 치료 전문가 자신이 작성한 치료 계획에 대한 방향을 제시받는다. 본서에 수록된 39가지의 문제를 통해 여러 행동상의 징후 및 증세를 진단하게 될 것이다.

제3단계 : 목표 개발

치료 계획 설계의 다음 단계는 목표가 되는 문제의 해결을 위한 광범위한 목표를 설정하는 것이다. 여기에는 굳이 구체적인 용어가 아닌 광범위하고 장기적인 대전제를 정하여 치료 절차를 통해 예상되는 긍정적인 결과를 도출한다. 본 정신치료 계획 길라잡이를 통해 문제별로 여러 가지 가능한 목표들을 제안하지만, 결국 하나의 대전제가 치료 계획을 정하는데 요구된다.

제4단계 : 단기 목표 구성

치료 상의 장기적인 목표와 달리, 단기 목표는 행동적으로 측정 가능하게 서술되어야 한다. 내담자가 계획된 목표 내용을 완수했을 때 모든 결과들이 명확해야 하기 때문에 모호하고 주관적인 목표는 제외된다. 평가기관(JCAHO), HMO, 및 의료보건 기관이 측정 가능한 정신치료 결과를 요구한다. 본서에 제시된 단기 목표들은 이러한 책임에 따른 요구 사항을 충족시키기 위해 쓰여졌다. 다양한 대안들이 제시되어 동일한 문제에 대한 치료 계획을 다각적으로 구성할 수 있다. 임상 전문가는 내담자에게 가장 적절한 목표가 무엇인지 전문적으로 판단해야 한다.

각각의 단기 목표는 전반적인 치료 목표를 달성할 수 있는 단계별로 계획되어야 한다. 근본적으로 각 단기 목표들은 완수된 후에도 장기 목표를 달성하는 과정의 한 단계로서 연속성을 가지도록 해야 한다. 각 문제에 있어 최소 두 가지의 단기 목표들이 포함되어야 하지만, 경우에 따라 목표 달성을 위해 항목이 많아질 수도 있다. 각 단기 목표별 달성 일시가 기재되어야 한다. 내담자의 치료 진행 상황에 따라 새로운 단기 목표가 추가되어야 한다. 모든 단기 목표가 성공적으로 진행되었을 때는 내담자의 해당 문제가 성공적으로 해결되어져 있어야 한다.

제5단계 : 치료적 중재 개발

치료적 중재는 내담자가 목표를 완수할 수 있도록 고안된 행동이다. 모든 목표에는 치료적 중재가 적어도 하나씩은 포함되어야 한다. 내담자에게 처음 시도한 치료적 중재가 별 효과가 없다면 다른 치료적 중재가 반드시 추가되어야 한다. 치료적 중재는 내담자의 필요와 치료 제공자의 전문적인 치료 기법들 기초로 선택되어야 한다. 본 정신치료 계획 길라잡이가 제시하는 광범위한 치료적 접근 방법에는 인지적, 역동적, 행동적, 약물학적 접근들과 가족 중심 접근 및 문제-중심 단기 치료 등이 포함되어 있다. 치료 제공자는 자신의 정신치료 수련 및 경험에 따라서 추가적인 중재 방안들을 적어 놓을 수도 있다. 본 정신치료 계획 길라잡이의 사용 및 효과를 증대시키기 위해서는 문제 항목, 행동적 정의, 단기/장기 목표, 치료적 중재의 추가를 권장한다.

수록된 치료적 중재에는 내담자의 부차적인 독서요법을 위한 도서 목록이 기술되어 있으며, 전체 도서 목록은 부록 A를 참조하면 된다. 도서 목록은 각 문제별로 내담자에게 알맞게 분류되어져 있다. 도서가 치료적 중재 계획의 일환으로 행해질 경우, 내담자로 하여금 책을 다 읽게 한 후에 치료자는 내담자와 함께 내용을 검토하여 내담자의 특수한 상황에 맞게 효과적으로 적용할 수 있도록 해야 한다. 자조 책자에 대한 보다 자세한 내용은 The Authoritative Guide to Self-Help Books(Santrock, Minnett, Cambell 공저, 1994)를 참조하길 바란다.

병원 입원, 치료 시설 거주, 또는 외래의 집중치료 상황에서 다양한 치료 팀에 의해 치료받을 경우 특정 치료 제공자에게 치료적 중재를 할당하는 것이 가장 적절하다. 이러한 상황 하에서는 주치의가 아닌 다른 전문가가 특정 치료적 중재를 시도하는데 있어 책임을 맡게 하는 것이 좋다. 평가 기관들은 모든 치료적 중재 항목에 책임을 맡은 담당자의 이름을 명기할 것을 요구하고 있다.

제6 단계 : 진단

적절한 진단을 내리는 것은 내담자가 내놓는 모든 임상적 기술들에 대한 평가를 토대로 한다. 임상 전문가는 내담자의 정신 질환 여부를 파악하는데 있어, DSM-IV 진단 기준과 내담자의 행동적, 인지적, 정서적 및 대인관계 징후들을 비교해야만 한다. 측정자간의 신뢰도가 낮다는 연구가 보여주는 것처럼, 감별 진단에 어려움이 있다는 것을 받아들일 수밖에 없다. 심리학자들은 병명 자체보다는 부적응적 행동이라는 면에서 생각해보도록 훈련 받아오고 있음에도 불구하고, 진단은 정신보건의료 및 제3자 보상에 따른 필요에 있어서 어쩔 수 없는 현실이다(그러나, 최근 관리 기관의 추세는 진단 자체보다는 내담자의 행동적 목록들을 더욱 중시하는 경향이 있다). DSM-IV 진단 기준에 대한 임상가의 철저한 지식과 내담자의 진단 측정 자료에 대한 완전한 이해가 진단의 신뢰할 수 있고 타당한 신난을 내리는데 기여한다. 또한 행동 징후들에 대한 정확한 평가를 통해 보다 효과적인 치료 계획을 실현할 수 있다.

본 정신치료 계획 길라잡이 활용법

경험상, 효과적인 치료 계획 작성법을 배우는 것은 많은 임상가들에게 지루하고 고달픈 과정이라는 것을 알려 주었다. 늘어나는 환자 업무와 의료 보건 시스템 상의 제한된 시간에 쫓기다 보면 여기에 에너지를 쏟을 겨를 없이 스트레스가 가중된다. 더욱이 치료 기록에 대한 요구가 평가와 치료 계획, 그리고 치료 과정의 기록에 이르기까지 촉박하게 진행되어야 할 경우 상황에 압도될 수 있다. 치료 절차에서 치료 목표를 달성하는 방법과 시기, 그리고 내담자가 어떤 방식으로 표현하는지에 대하여 우리는 아주 자세하고 특정적이어야만 한다. 본 정신치료 계획 길라잡이는 다음에 소개하는 과정을 통해 임상 전문가가 간결하고 특정적이고 내담자별 특성에 맞추어 치료 계획을 작성하도록 돕는 도구로 개발되었다.

1. 평가 절차를 통해 확인된 한 가지 문제를 선택 한다(제 1단계). 본서의 내용 중 도표에 있는 문제를 해당되는 페이지에 표시한다.
2. 명시된 행동적 정의들 중 2~3가지를 선택하고(제2단계), 치료

계획 양식에서 해당되는 섹션에 이를 기록한다. 규명된 문제 사안에 대한 내담자의 행동적 징후가 명시되지 않았다면 치료 전문가 자신이 이를 정의하고 추가할 수도 있다(우리의 치료 계획 디자인이 수직적일지라도, 수평적으로 만들어진 계획에도 역시 잘 작동할 것이다).

3. 하나의 장기 목표를 선택하고(제3단계), 본서가 제시한대로 정확히 또는 수정된 형식으로 적절하게 이를 해당되는 페이지에 기재한다.
4. 선택된 문제에 대하여 제시된 단기 목표들을 검토하고, 임상적으로 내담자의 상태를 잘 나타내는 것 한 가지를 선택한다(제4단계). 문제별로 최소 2가지 이상의 단기 목표가 제시되어야 한다는 사실을 기억하자. 예상 종료 일자 또는 개별 목적에 맞게 할당한 치료시간의 횟수를 추가로 기재한다.
5. 알맞은 치료적 중재를 선택한다(제5단계). 이 책은 목표 사항에 덧붙여 개별 목표에 적합한 치료적 중재들을 수록하였다. 그러나 여기에 수록된 치료적 중재들에만 국한한 필요는 없다. 전체 목록은 절충적이며, 치료자의 이론적인 접근에 보다 적합하게 또는 내담자와 작업하기에 알맞은 방법이 선택 사항으로 포함될 수도 있다. 또한, 행동적 정의, 단기/장기목표에 따른 치료 전문가 자신이 고안한 치료적 중재를 기입할 수 있도록 구성되어 있다. 이는 치료 전문가가 후일 유사한 문제에 대한 치료 계획을 세우게 될 때 종전에 기록했던 것들을 손쉽게 참조할 수 있기 위함이다. 만일 치료가 여러 전문가들로 구성된 팀 단위로 진행될 경우, 각 치료적 중재를 수행할 때마다 책임 소재를 분명하게 하기 위하여 개별로 할당하도록 한다.
6. 다양한 DSM-IV 진단 기준은 각 장의 마지막에 실려 있으며 진

단별로 내담자에게서 빈번하게 관찰되는 특징들을 포함한다. 이는 실제적으로 접근하는데 유용하다. 제시된 진단을 선택하거나 DSM-IV을 참조하여 선택의 폭을 넓힐 수도 있다(제6단계).

참조 : 관찰되는 문제보다는 진단명(diagnostic labels)에 중점을 두고 치료 계획을 세우는 임상 전문가의 편의를 돕기 위해, 부록 B에는 모든 DSM-IV 진단을 수록하여 각 진단 별로 나타날 수 있는 다양한 증상들을 참조할 수 있도록 하였다. 진단 별로 이에 연관되어 나타나는 문제들을 토대로 진행한다. 치료 제공자는 선택된 진단에 부합되는 문제들을 살펴보고 행동적 정의, 단기/장기 목표 그리고 치료적 중재를 검토하여 치료의 질을 높일 수 있다.

이제 철저하게 개별화된 치료 계획으로 즉시 실행하는 한편, 내담자에게 구체적으로 설명할 수 있을 것이다. 다음의 페이지에 예시된 치료 계획 샘플의 형태를 바탕으로 작성해야 한다.

끝을 맺으며

효과적인 치료 계획에 있어서 중요한 것은 각 환자의 문제와 필요에 맞춰 각 계획마다 개별화 되어야 한다는 것이다. 아무리 내담자가 유사한 문제를 가지고 있다 해도 치료 계획은 대량 생산 과정처럼 만들어져서는 안 된다. 개인의 장단점, 특정한 스트레스 요인들, 사회적 배경, 가족 환경 및 증상 패턴은 치료 전략을 심화하는데 빼놓을 수 없는 요소들이다. 이 책은 저자들의 풍부한 임상 경험을 바탕으로 치료 선택의 폭을 넓힐 수 있도록 구성되었다. 이 책의 내용들은 필요에 따라 조합되어 각 내담자에게 보다 자세한 치료 계획으로 변형될 수 있다. 자신들의 고유한 판단에 따라 임상가들은 자신들이 치료하고 있는 내담자에게 맞는 내용들을 쉽게 선택할 수 있다. 추가하여, 우리는 독자로 하여금 상황에 맞게 다양한 정의, 장-단기 목표와 치료적 중재를 추가해도 좋다. 정신치료 계획 길라잡이를 통해 효과적이고 창의적인 치료 계획의 장이 이뤄져, 내담자와 임상 전문가는 물론 정신건강 분야 전반에 걸쳐 이바지 할 수 있기를 바란다.

치료 계획 샘플

문제 : 분노 조절

- **행동적 정의 :** 경미한 자극에 적대적인 과잉반응
  욕설의 사용
  유발된 스트레스 요인에 과도하게 공격적으로 폭발하여 폭력행사 또는 기물파손을 행한 전력

- **장기 목표 :** 현재의 분노 행동을 자각하여 폭발적인 분노 발작의 본질적인 문제를 파악하고 그에 따른 대안을 마련한다.

단기 실천목표	**치료적 중재**
1. 분노를 표현하는 양상에 대한 자각이 높아지는 것을 말로 표현하게 한다. (4/20/99)	1. 집단 및 개인 치료시간에 공격적인 행동을 직면하고 생각해보게 한다. 2. 환자가 *Of Course You're Angry* (Rosellini & Worden 공저) 또는 *The Angry Book* (Rubin 지음)을 읽도록 지시한다.
2. 과거의 고통과 상처 또는 분노를 촉발시키는 현재 생활을 짚어본다.(5/29/99)	1. 상처받고 분노하게 했던 과거의 경험들을 적어보도록 지시한다.
3. 분노에 따른 감정을 절제된 상황에서 자기만의 방식으로 표현하게 한다.	1. 자기주장 훈련 강의를 수강하게 한다. 2. 역할놀이를 통해 환자의 자학하는 습관을 교정하게 한다(예: 분노하는 감정을 다스리기 위해 "나-메시지"를 적극적으로 사용).

- **진단적 제안들 :** 312.34 간헐성 폭발장애

분노 조절

행동적 정의

1. 어떤 유발 스트레스에 대하여 지나치게 호전성이 폭발하여 공격적 행동이나 재물의 파괴에 이르게 한 기왕력.
2. 대수롭지 않은 자극에 대한 과도한 호전성.
3. 상대방이나 타인에게 내뱉는 즉각적이면서 단정적인 가혹한 말투들.
4. 근육의 긴장을 동반한 신체 언어(예: 움켜쥔 주먹이나 악물은 턱, 노려보는 시선, 또는 시선 회피 등).
5. 수동-공격적 양상의 사용(분노로 인한 사회적 위축, 방침이나 규칙을 제때에 따르지 않거나 완전히 무시하기, 뒤에서 윗사람들에 대하여 불평하기, 정상적 행동이 요구되는 모임에 불참하기).
6. 윗사람들의 권위에 대하여 지속적으로 도전하거나 경멸하는 태도.
7. 욕설을 지껄이기.

—. ____________________

____

—. ____________________

____

—. ____________________

____

장기 목표

1. 분노감의 전반적인 강도 및 빈도를 감소시키고, 분노감이 발생할 때마다 그것을 인식하고 적절하게 표현하는 능력을 증가시킨다.
2. 현재의 분노 행동을 깨닫게 하고, 공격적인 분노의 이유와 그에 대한 대안을 명료화한다.
3. 분노감을 깨닫게 하고 받아들이게 하는 한편 분노감을 잘 조절하고 평상심을 유지하는 방법을 개발한다.
4. 일상적인 기능을 할 수 있도록 건설적인 방법으로 분노감을 점차 다룰 수 있게 된다.

—. ____________________

____

—. ____________________

____

—. ____________________

____

단기 목표들

1. 그/그녀가 화가 났다는 사실을 말로서 인정한다.(1, 2)
2. 분노의 대상과 원인을 찾아낸다.(2, 3, 4)
3. 분노를 표현하는 양상에 대한 인식이 증가되었음을 말로 설명한다.(2, 5, 6)
4. 성장하는 과정 중에 영향력이 있는 사람이 분노 표현 방식에 어떻게 모델이 되었는지 말로 설명한다.(2, 7)
5. 과거나 현재의 생활 중에 분노를 끓어오르게 하는 고통이나 상처를 확인한다.(2, 8, 9)
6. 분노감을 잘 조절하면서 자기주장적인 방식으로 말로 설명한다.(10, 11, 12, 17)
7. 분노 폭발의 횟수와 기간을 줄인다.(10, 13)
8. 분노감에 대처하기 위하여 이완 기법을 사용한다.(14)
9. 분노감을 다루는 과거의 방식이 어떻게 부정적인 영향을 주었는지에 대한 깨달음을 말로 설명한다.(13, 15, 16)
10. 분노, 공격성, 폭력에 대한 인식과 수용이 증가하는 한편 이러한 감정들에 대한 언어적, 신체적 표현은 감소한다.(12, 17)
11. 분노 유발 인자에 관한 인식과 비공격적인 방식으로 반응하는 능력이 증가되었음을 말로 설명한다.(10, 18, 19)
12. 분노의 대상에게 분노 편지를 쓰고 치료자와 함께 이 편지를 다룬다.(20, 21)
13. 분노감을 가지는 것이 얼마나 자신을 좌절시키는지 깨달았음을 말로 설명하고, 타인에게 자신을 조절해 주도록 권리를 넘겨주고, 용서하는 것의 이점을 인용한다.(22, 23)
14. 과거나 현재의 아픔을 준 가해자를 용서하는 편지를 작성하고, 치

료자와 함께 이 편지를 다룬다.(24)

__. ______________________________________

____

__. ______________________________________

____

__. ______________________________________

____

치료적 중재

1. 환자(그/그녀)가 화가 났다는 사실을 깨닫도록 도와준다.
2. 환자가 *Of Course You're Angry*(Rosellini and Worden)이나 The *Angry Book*(Rubin)의 책을 읽도록 과제를 준다.
3. 환자(그/그녀)에게 분노, 자극, 실망을 유발시키는 사람과 상황 등을 기록하는 일지를 쓰게 한다.
4. 분노의 모든 대상과 원인에 관한 철저한 목록을 작성하고 다룬다.
5. 치료시간 내에 발생하는 분노 행동을 직면시킨다/반영한다.
6. 환자를 분노 조절 집단(분노 관리 교실)에 의뢰한다.
7. 아버지나 어머니, 선생님과 같은 환자의 삶에 있어 중요한 인물들의 분노 표현 방식을 알아보고, 이러한 경험들이 환자가 분노를 다루는 방식에 얼마나 긍정적으로 또는 부정적으로 영향을 주었는지 알 수 있도록 도와준다.
8. 환자가 상처를 받고 분노를 느꼈던 경험에 대한 목록을 작성하도록 과제를 준다.

9. 과거의 외상과 연결된 상처와 분노를 명료화하게 도와주고 공감한다.
10. 자기주장 훈련 시간에 참여하도록 과제를 준다.
11. 최근에 발생한 환자의 분노감이나 분노 폭발을 다루고 유용한 대안적 행동을 검토해본다.
12. 분노를 다루는데 있어 자기패배적이 아닌 방식("나-메시지: 나로 시작하는 의사 표시"를 사용하는 자기주장적 표현)을 개발시키도록 역할연기 기술을 사용한다.
13. *Anger Work Out Book*(Weisinger)이나 비슷한 자습서에 나오는 특정 연습을 해보도록 과제를 주고, 환자와 함께 연습한 내용을 다룬다.
14. 환자에게 분노감이 일어날 때에 초기 반응에 대처하도록 이완 기법(예, 복식 호흡, 긍정적 심상법, 근육 이완법 등)을 가르친다.
15. 분노가 일상생활에서 환자(그/그녀)에게 부정적으로 영향을 주었던 방식을 살펴보고 그 목록을 작성하도록 요구한다.
16. 분노가 환자(그/그녀)의 신체에 미치는 부정적인 영향에 대하여도 알 수 있도록 돕는다.
17. 환자에게 건설적이고 자기패배적이 아닌 방식으로 분노를 표현하도록 빈의자 기법을 가르친다.
18. 분노 폭발로 이끄는 유발 인자를 인식할 수 있는 능력을 개발하도록 환자를 돕는다.
19. 분노감, 좌절감, 격노 등의 감정을 처리할 수 있는 합리적 정서적 치료(Rational Emotive Therapy(RET)) 기법을 환자에게 훈련시킨다.
20. 부모나 배우자 혹은 어느 누구라도 환자(그/그녀)의 분노가 향해져 있는 대상에게 분노의 편지를 쓰도록 요구한다. 치료시간에 편

지를 환자와 함께 다룬다.

21. 치료시간 중에 환자로 하여금 분노나 격노, 난폭한 상상이나 복수의 구상 등을 표현하고 방출하도록 환자를 격려한다.
22. 분노에서 자유스러워지는 과정으로서 고통을 준 가해자에 대한 용서를 논의한다.
23. 환자에게 *Forgive and Forget*(Smedes)이란 책을 읽도록 과제를 준다
24. 분노감에서 자유스러워지는 단계로서 분노의 대상에게 주는 용서의 편지를 작성하도록 환자에게 요청한다. 치료시간에 편지를 다룬다.

__. ____

____

__. ____

____

__. ____

____

진단적 제안들

축 I :	312.43	Intermittent Explosive Disorder (간헐적 폭발성 장애)
	296.xx	Bipolar I Disorder(타입 I 양극성 장애)
	296.89	Bipolar II Disorder(타입 II 양극성 장애)
	312.8	Conduct Disorder(품행장애)

	310.1	Personality Change Due to Axis III Disorder (3축의 장애에 기인한 인격 변화)
	309.81	Posttraumatic Stress Disorder (외상 후 스트레스 장애)
	______	______________________________
	______	______________________________
축 II :	301.83	Borderline Personality Disorder (경계선 인격 장애)
	301.7	Antisocial Personality Disorder (반사회성 인격 장애)
	301.0	Paranoid Personality Disorder (편집성 인격 장애)
	301.81	Narcissistic Personality Disorder (자기애적 인격 장애)
	301.9	Personality Disorder NOS (달리 분류되지 않는 인격 장애)
	______	______________________________
	______	______________________________

반사회성 행동

행동적 정의

1. 청소년 시절부터 일관되게 유지되어 온 규칙을 무시하기, 거짓말하기, 신체적인 공격, 다른 사람들의 인격과 재산을 무시하기, 물건 훔치기, 물질 남용 등을 통한 권위에 대한 빈번한 도전.
2. 자신에게 일어난 일을 타인의 탓으로 돌려 비난하는 일관된 양상.
3. 타인에게는 적용되는 규칙이 자신에게는 적용되지 않는다는 태도를 가지고 있어 규칙을 따르는 것을 거부함.
4. 흥분과 재미를 극단적으로 추구하고 아슬 아슬한 삶을 살아가는 모습을 통해 자신이나 타인에 대한 배려가 결여되어 있음을 반영하는 무모한 행동의 기왕력.
5. 지속적으로 거짓말을 하거나 남을 속이는 양상에서 나타나는 진실성의 결여.
6. 성적으로 난잡한 양상–1년 동안 완전히 일부일처의 관계를 가지지

못하며 자녀들에 대하여도 무책임함.

7. 권위적 인물에 대하여 쉽게 흥분하고 공격적이며 잘 따지는 방식으로 대하는 양상.
8. 타인에게 상처를 주는 행동에 대한 양심의 가책이 거의 혹은 전혀 없음.
9. 자주 발생하는 언어적 또는 신체적 싸움.
10. 사회 규범이나 법을 준수하지 않아, 체포될 수 있을 정도의 반사회적인 행동을 반복적으로 행함(예: 기물 파괴, 훔치기, 불법적인 일의 도모 등).
11. 자주 이사하기, 목적 없이 떠돌아 다니기, 다른 직장을 구하지도 않은 채로 현 직장을 그만두기 등과 같은 충동적인 행동 양상.
12. 꾸준히 직장을 다닐 수 있는 능력이 없음.
13. 부모로서 자식에게 지속적으로 관심을 가지고 책임을 지는 행동이 없음.

—. ____

____

—. ____

____

—. ____

____

장기 목표

1. 자신의 행동에 대해 보다 책임감을 느끼고, 사회적 규범이 허용하

는 한계 내에서 행동을 유지한다.
2. 사회적 규범과 타인의 권리에 대한 존중 그리고 정직함의 필요성을 건강하게 지각하도록 육성하고 실천한다.
3. 보다 현실적이면서 덜 도전적이고, 사회적으로 보다 민감하게 이 세상 특히 권위적인 인물들과 관계를 갖는 방법을 향상시킨다.
4. 어떤 행동의 한계와 경계를 지을 필요성을 이해하고 받아들일 수 있게 된다.
5. 타인에게 상처를 준 것에 대해 사과하거나, 타인을 비난하지 않는 등 자신의 행동에 대한 책임을 받아들인다.
6. 고용 상태를 일관되게 유지하고, 자녀에 대하여 재정적으로나 정서적으로 책임감을 가진다.

—. ____
____

—. ____
____

—. ____
____

단기 목표들

1. 법과 타인의 권리와 감정을 무시하는 자신의 불법적이고 비윤리적인 행동들을 인정한다(1, 2)
2. 사회의 법과 규범을 지키며 사는 것이 자신이나 타인에게 어떤 이득을 주는 지에 대한 이해를 말로 표현한다.(3, 4)

3. 사회의 규범과 법을 지키며 살도록 약속한다.(4, 5, 6)
4. 무례함이나 불경함 그리고 공격성과 부정직성 때문에 깨어진 관계들을 열거한다.(7, 8)
5. 사실상 모든 관계에서 자기중심적으로 살아 왔음을 인정한다.(8, 9)
6. 정직함과 신뢰가 자신과 타인에게 주는 이득을 이해하고 말로 표현한다.(10, 11)
7. 정직하고 신뢰할 수 있게 행동하기로 약속한다.(10, 11, 12)
8. 다른 사람이 필요로 하는 것에 민감하고 공감을 하게 되면 자신과 타인에게 돌아 올 이득이 무엇인지에 대한 이해를 말로 표현한다.(3, 13, 14)
9. 타인에게 친절하고 사려 깊은 행동으로 실행에 옮겨야 될 세 가지 행동을 열거한다.(3, 15)
10. 과거 자신의 행동으로 인해 상처를 받았기에 자신이 사과를 해야 마땅한 사람들을 열거한다.(7, 8, 16, 17)
11. 타인에게 입힌 상처를 달래고 회복시킬 수 있는 행동을 각 단계별로 표현한다.(16, 17, 18)
12. 고용과 관련된 규칙과 의무에 대한 이해를 말로 표현한다.(19)
13. 성실하게 일을 하며 감독자와 동료를 존중한다.(20, 21)
14. 무시되어 온 부모의 의무를 말로 표현한다.(22, 23)
15. 자녀에 대한 책임을 지기 위한 계획을 밀한다.(23, 24)
16. 자신의 행동, 생각, 감정 때문에 타인을 비난하거나 환경 탓으로 책임을 돌리는 말투를 줄인다.(1, 17, 22, 25, 26)
17. 자신의 행동에 대한 책임을 수용하는 표현을 늘린다.(16, 17, 18, 24, 27)
18. 감정적, 언어적, 신체적 학대가 있었던 어린 시절의 상황을 표현

한다.(26, 28)

19. 어린 시절의 고통과 분노의 경험이 현재의 상황에서 어떻게 모방적인 형태의 자기중심적인 방어와 공격성으로 타인에게 표출되는지에 대한 이해를 말로 표현한다.(28, 29)
20. 어린 시절에 겪은 학대의 가해자를 용서하려는 바램을 말로 표현한다.(28, 29, 30)
21. 타인을 신뢰하는 것과 관련된 두려움을 말로 표현한다.(28, 29, 31)
22. 개인적인 감정을 보여줌으로써 의미 있는 사람과 신뢰감을 형성하는 연습을 한다.(17, 29, 32)
23. 자신을 드러냄으로써 더욱더 신뢰를 쌓게 되는 경험을 보고한다.(31, 32, 33)

__. ______________________________

__. ______________________________

__. ______________________________

치료적 중재

1. 불법적이고 비윤리적인 행동을 하는 환자의 행동 양상을 조사하고, 자신의 행동에 대한 책임을 최소화하거나 부정하고 또는 남에게 전가하려는 시도를 한다는 사실을 직면시킨다.

2. 반사회적인 행동이 자신과 타인에게 주는 결과를 검토하게 한다.
3. 모든 인간관계의 기본은 사람이 사람을 존경과 친절로 대하는 믿음임을 깨닫게 한다.
4. 전반적인 사회적 무질서를 통제하는 믿음의 근간으로 준법정신이 필요함을 가르친다.
5. 사회 구성원으로서 법을 준수하는 생활을 하며 살겠다는 약속을 하게 한다.
6. 불법이 지속적으로 행해진다면 환자 자신에게 부정적인 결과를 초래할 수 있다는 사실을 강조한다.
7. 반사회적인 태도와 행동(예, 불충실, 부정직, 공격성 등)으로 인해 상실된 관계를 검토하게 한다.
8. 타인의 요구와 감정에 세심하게 반응하지 못했던 점을 직면시킨다.
9. 반사회적 행동을 반영하는 이기적이고, 자신이 최우선이고, 자신이 최고라고 생각하는 태도를 지적하게 한다.
10. 모든 인간관계에 있어서 신뢰와 존경, 사회적 인정을 받기 위한 기본은 스스로에 대한 정직과 신뢰임을 깨닫게 한다.
11. 거짓말과 지킬 수 없는 약속으로 타인을 실망시키거나 상처를 주는 행동을 하지 않음으로써 정직과 신뢰가 타인에게 주는 긍정적인 효과를 가르친다.
12. 정직하고 신뢰받을 수 있도록 열심히 노력하게 격려한다.
13. 타인에게 주는 행동의 결과를 다시 검토하여서, 환자 스스로 타인에 대한 공감이 부족한 것에 대해 민감해지도록 시도한다. 역할 바꾸기 기법을 이용하게 한다.
14. 타인이나 그들의 영역에서 버릇없거나 공손하지 않을 때 환자에게 직면하게 한다.

15. 타인을 위한 서비스나 친절한 행동의 일환으로 수행할 세 가지 행동을 나열하도록 환자를 도와준다.
16. 환자의 반사회적인 행동에 의해 상처를 받고 있었던 사람들이 누구인지 확인하도록 환자를 도와준다.
17. 타인에게 상처를 준 것에 대해 사과하는 것이 자신의 행동에 대한 책임을 받아들이는 것이며, 다른 사람의 감정에 보다 세심하게 반응하는 것임을 깨닫게 해준다.
18. 환자의 해로운 행동으로 고통을 받아온 사람들에게 사과하고, 그 상처를 치유하려는 특별한 행동을 단계별로 세우도록 격려한다.
19. 작업장에서 조절해야 할 행동의 규칙과 목표를 검토하게 한다.
20. 작업에 참석하는지 확인하고, 권위에 대한 신뢰와 존중을 강화시킨다.
21. 권위적인 대상과의 갈등을 줄이기 위해서 수정해야 할 행동과 태도에 관한 목록을 작성하도록 환자에게 요청하고, 치료자와 함께 그 목록을 다룬다.
22. 자녀에 대한 책임감을 회피하려는 환자의 행동을 직면시킨다.
23. 책임감 있고, 양육을 잘하고, 일관된 신뢰를 지닌 부모가 되기 위해 필요한 행동을 열거하도록 환자를 돕는다.
24. 책임감 있는 부모다운 행동을 하려는 환자와 함께 계획을 수립한다.
25. 비난하는 말투를 쓰거나, 자신의 행동과 생각 그리고 감정에 대해서 책임을 회피할 때 직면시킨다.
26. 자신의 행동에 대해 다른 사람이 비난하는 이유를 환자와 함께 조사한다.
27. 환자가 자신의 행동에 대해서 스스로 책임을 질 때, 환자에게 긍정적인 피드백을 말해 준다.

28. 어린 시절의 학대나 방치, 버림받음과 관련된 병력을 조사한다.
29. 대인관계에 있어서 환자가 보이는 감정적 분리 양상과 자기중심적 행동은 고통으로부터 자신을 보호하려는 역기능적인 시도와 연관이 있음을 지적해 준다.
30. 타인에게 받은 상처와 분노를 계속 간직하면서 반사회적 행동을 지속하기 위한 구실로 이러한 상처를 이용하는 것보다는 상처를 준 가해자를 용서하는 것이 가치 있음을 깨닫게 한다.
31. 다른 사람을 신뢰하게 되는 것과 관련된 두려움을 조사한다.
32. 누군가에게 신뢰를 표시하기 위한 시작의 의미로서 중요한 대상과 나눌 수 있는 개인적인 생각과 감정이 무엇인지 조사하게 한다.
33. 누군가에게 자신을 드러내어서 자신이 조금이라도 상처를 받은 경험을 다룬다.

__. ____
____

__. ____
____

__. ____
____

진단적 제안들

축 I :	303.90	Alcohol Dependence(알코올 의존)
	304.20	Cocaine Dependence(코카인 의존)

	304.89	Polysubstance Dependence(복합물질 의존)
	309.3	Adjustment Disorder with Disturbance of Conduct(행위의 장해가 동반된 적응장애)
	312.8	Conduct Disorder(품행장애)
	312.34	Intermittent Explosive Disorder (간헐적 폭발성 장애)
	______	______
	______	______
축 II :	301.7	Antisocial Personality Disorder (반사회성 인격장애)
	301.81	Narcissistic Personality Disorder (자기애성 인격장애)
	______	______
	______	______

41

불 안

행동적 정의

1. 실제적으로나 논리적으로 근거가 없는 여러 가지의 일상에 관해서 과도하고 끊임없는 매일의 걱정.
2. 좌불안석, 피로, 떨림, 근육 긴장과 같은 운동성 긴장의 증상.
3. 두근거림, 숨 가쁨, 입마름, 연하곤란, 오심, 설사와 같은 자율신경계 항진 증상.
4. 벼랑 끝에 지속적으로 서있는 느낌, 주의집중 곤란, 수면의 시작 및 유지 곤란, 쉽게 자극이 되는 전반적인 예민함과 같은 과각성 증상.

—. ______________________________

____

—. ______________________________

____

__. ________________________________

____

장기 목표

1. 일상적인 기능이 손상되지 않도록 불안의 전반적인 수준과 빈도 및 강도를 감소시킨다.
2. 일상적인 수준에서 기능하기 위하여, 능력은 증대시키면서 불안 수준은 안정화시킨다.
3. 불안의 근원이 되는 핵심 갈등을 해소한다.
4. 다양한 생활상의 불안을 효과적으로 다룰 수 있는 능력을 강화시킨다.

__. ________________________________

____

__. ________________________________

____

__. ________________________________

____

단기 목표들

1. 자신이 그 동안 불안을 해결하기 위해 시도해 왔던 방식과 다른 사

람들이 자신에게 주었던 제안 등을 그대로 이야기한다.(1, 2)

2. 과거와 현재로부터의 주요한 생활 갈등을 확인한다.(3, 4)
3. 불안을 일으키는 인지적 혼란을 확인하기 위한 불안 과제 연습을 완수한다.(5)
4. 치료약 사용을 위한 신체적 평가를 마친다.(6)
5. 처방 받은 치료제를 복용하고 주치의에게 어떤 부작용이라도 보고한다.(7)
6. 불안의 정도를 줄이기 위해 적절한 이완 및 기분 전환 활동을 개발한다.(8, 9, 10)
7. 일상의 사회적 및 직업적 개입을 늘린다.(11)
8. 근심이 얼마나 불합리한지 확인한다.(12, 13)
9. 근심과 불안을 일으키는 믿음과 메시지에 관한 이해를 증가시킨다.(13, 14)
10. 과거의 외상적 경험이 현재 아무런 관련이 없는 상황에서 어떻게 불안을 유발하는지에 관한 통찰을 말로 표현한다.(15)
11. 긍정적인 혼잣말을 개발하여 불안의 일상적 수준을 감소시킨다.(16)
12. 불안을 일으키는 생각을 막아내기 위하여 생각 멈추기 기법을 실행한다.(17)
13. 불안이 주는 이득과 해로움을 열거한다.(18)
14. 불안한 생각을 감소시키는 긍정의 원리를 말로 표현한다.(19)
15. 불안을 일으키는 생각에 대하여 반박할 수 있는 현실의 대안적이며 긍정적인 관점을 말로 표현한다.(20)
16. 과거에 성공적이었던 불안 대처 기전을 찾아내어 그것의 사용을 증가시킨다.(21)
17. 불안 반응을 감소시키기 위해서 역설적 중재 기법을 사용한다.(22)

___. ____

____

___. ____

____

___. ____

____

치료적 중재

1. 환자와의 신뢰를 형성하고, 환자가 자신이 두려워하는 것을 설명할 수 있는 지지적 환경을 만들어 준다.
2. 자세한 질문 *Anxiety Disorder and Phobia*(by Beck and Emery를 참조)을 통하여 환자가 불안해야 할 이유와 그에 따른 논리적 근거를 제시할 수 있는지 철저하게 규명한다.
3. 과거와 현재의 핵심적인 생활 갈등에 관한 목록을 작성하고 다루어 가도록 환자에게 요청한다.
4. 환자가 해결되지 않은 핵심적인 생활 갈등을 인식하고 그것들의 해결을 위해 작업을 시작하도록 도와준다.
5. *자신감에 이르는 십단계*(Burns)에 있는 불안과 관련된 훈련을 치료자와 함께 완수하고 다루도록 환자에게 과제를 할당한다.
6. 치료제의 자문을 위해 전문의에게 문의한다.
7. 약물 순응과 부작용 및 효능을 감찰하고 주치의와 규칙적으로 상의한다.

8. 불안 해소를 위해 유도 심상(guided imagery) 훈련을 한다.
9. 이완 기법을 촉진시키기 위해 바이오피드백 기법을 사용한다.
10. 환자가 *Relaxation and Stress Reduction Workbook*(Davis, Eshelman and McKay) 중 한 장을 선택하게 하거나 추천해 준 후에 선택한 기법을 실행하도록 치료자와 함께 작업한다.
11. 환자 자신의 불안에 대한 대응 전략(예: 사회적 접촉을 늘리기, 직업 구하기, 신체 운동)을 발전시키도록 돕는다.
12. 환자가 지닌 공포의 비합리적 성질에 대한 이해를 발전시켜 가도록 돕는다.
13. 공포가 발생한다면 부정적인 결과가 일어날 가능성은 얼마인지, 만약 무슨 일이 일어난다면 그게 어떻다는 말인지, 그 일을 조절할 수 있는 능력은 얼마나 되는지, 가능한 최악의 결과는 무엇이지, 그 결과를 받아들이는 환자의 능력은 어느 정도인지 등을 조사함으로써 환자와 함께 공포를 분석한다.
14. 불안 반응을 유발하는 인지적 메시지를 확인하고 적응적 인지를 재교육한다.
15. 과거의 감정적 사건과 현재의 불안과의 연관성에 대한 통찰을 강화한다.
16. 환자가 불합리한 공포를 대처하는데 있어 자기 확신을 강화할 수 있는 현실에 근거한 긍정적 인지적 메시지를 개발하도록 돕는다.
17. 환자에게 멈춤 표시를 떠 올려서 강박적 사고로부터 탈출하여 즐거운 장면을 생각할 수 있는 생각 멈추기 기법을 가르치고, 치료시간 사이의 일상에서 환자가 이 기법을 사용하도록 격려하고 감찰한다.
18. 환자가 지닌 부정적 사고, 공포, 불안에 대한 이득과 손실을 열거하는 "비용–이득 분석" 연습을 수행하게 하고 치료자와 함께 다

룬다.

19. *Friedman's Fables* 중에 불안과 관련되는 우화를 환자와 함께 읽고 다룬다.
20. 공포나 불안을 바라보는 다른 방식과 다양한 대안을 제공하거나 조망을 넓혀서 공포나 불안을 재구성한다.
21. 환자의 생활에 있어서 특정한 불안이나 일반적인 불안을 다루는 시간과 상황을 정확히 규명하기 위해서 간단한 해법-초점 치료법을 사용한다. 환자가 사용한 접근 방식에 명확하게 초점을 맞춘 후에 이러한 접근 방식의 사용을 더욱 격려한다. 요구되는 해법을 감찰하고 수정한다.
22. 정해진 시간 동안 특정한 방식으로 매일 특정한 간격으로 환자에게 문제(예: 불안)를 불러일으키도록 계획적으로 조장하는 역설적 개입을 개발시킨다. 환자가 무엇인가 하기를 간절히 원하는 시간에 불안을 느끼도록 하는 것이 가장 좋다.

__. ____

____

__. ____

____

__. ____

____

진단적 제안들

축 I : 300.02 Generalized Anxiety Disorder(범불안 장애)

300.00 Anxiety Disorder NOS
(달리 분류할 수 없는 불안장애)

309.24 Adjustment Disorder with anxiety
(불안이 동반된 적응장애)

______ ______________________________

______ ______________________________

성인 주의력 결핍 장애(ADD)

행동적 정의

1. 학교에서의 문제 행동이나 충동성, 과흥분성과 분노 폭발 그리고 주의 집중력 결여 등의 증상들로 인해 주의력 결핍 장애로 진단 받거나 나중에 결론 지어진 소아기의 과거력.
2. 자신의 인생에 있어 중요한 일 조차 관심을 가지지 못하며 주의를 집중할 수가 없음.
3. 쉽게 주의가 산만해져 일손을 놓아버림.
4. 안절부절과 급박함. 짧은 시간 이상을 앉아있지 못함.
5. 충동적으로 행동을 먼저 하고, 생각을 나중에 하는 것이 쉽게 관찰됨.
6. 짧은 시간 내의 급속한 기분 변화와 기분의 불안정성.
7. 대부분의 생활에서 혼란스러움.
8. 많은 일들을 시작하지만 마치는 것이 적음.

9. "낮은 끓는 온도와 짧은 퓨즈"를 가짐.
10. 스트레스에 대한 내성이 낮음. 쉽게 좌절되고 다투거나 흥분됨.
11. 만성적인 낮은 자신감.
12. 중독적인 행동을 하는 경향.

__. ____
____
__. ____
____
__. ____
____

장기 목표

1. 충동적인 행동을 절제시키는 반면에 낮은 관심의 활동에 초점을 맞추면서 집중력을 증가시킨다.
2. 일상생활에서 주의력 결핍 장애로 인한 행동상의 방해를 줄인다.
3. 주의력 결핍 장애를 만성적인 문제로 받아들이고 지속적인 약물치료의 필요성을 인식한다.
4. 장시간 지속적으로 주의와 집중을 유지한다.
5. 개인 생활에서의 균형과 조직적 체계 및 친밀감을 만족스러운 수준으로 유지한다.

__. ____
____
__. ____

____

—. ____

____

단기 목표들

1. 심리 검사에 협조하여 완수한다.(1, 2, 7)
2. 정신과적 평가에 협조하여 완수한다.(3)
3. 정신과적 평가와 심리 검사에 관한 모든 추천에 응한다.(2, 4, 7)
4. 규칙적이고 일관되게 처방된 약을 복용한다.(5, 6)
5. 장기적으로 처방된 약을 복용하는 것이 주는 특정한 이득을 식별한다.(8, 9, 10)
6. 자신을 가장 힘들게 하는 특정한 주의력 결핍 장애 행동을 식별한다.(11, 12, 13)
7. 일상 기능을 방해하는 특정한 주의력 결핍 장애 행동에 문제 해결 기술을 적용한다.(14, 15)
8. 충동적 행동을 차단하는데 인지적 전략을 이용한다.(16)
9. 자기 파괴적이지 않은 탐닉적 충동을 특정한 기간 동안만 시행한다.(17)
10. 어떤 상황으로부터 자신이 벗어나 다른 대안적 행동 반응을 하고 그 결과에 대해서 생각할 수 있는 '타임-아웃' 을 이용한다.(18)
11. 긴장과 신체적 안절부절 감을 감소시키는데 이완 과정을 시행한다.(19)
12. 문제 행동(예, 충동성, 부주의 등)이 긍정적 대안으로 대체될 때 자신을 보상한다.(20)

13. 부주의로 인한 문제를 줄이기 위해서 목록이나 노트, 일상사를 이용한다.(21)
14. 충동 조절을 향상시키고 주의 산만을 줄이기 위하여 뇌파 바이오피드백의 도움을 받는다.(22, 23)
15. 건강을 향상(예, 증가된 운동) 시키고, (그리고/또는) 다른 사람에게 봉사(예, 사회봉사)하는 생활 속으로 행동을 안내한다.(22, 23)
16. 주의력 결핍 장애 문제 행동의 부정적인 결과를 목록화 한다.(26)
17. 주의력 결핍 장애 지지 단체에 참가한다.(27)
18. 조직화와 과제에 초점 맞추기를 향상시키기 위하여 치료자에 의해 훈련되어진 "코치"를 이용하게 한다.(28, 29)
19. 방어를 하지 않고 청취 기술을 보고하도록 한다.(거부감 없이 받아들이는 향상된 청취 기술을 보고한다)(30)
20. (자신의) 상태에 관한 지식을 얻기 위하여 주의력 결핍 장애에 관한 정보를 제공하는 자료를 읽도록 한다.(31)
21. 자신과 생활에 관한 부정적인 말(언어)이나 기분을 감소시키도록 한다.(32)
22. 환자 스스로 자신의 상태에 대한 이해를 많이 할 수 있도록 주위의 주요한 사람들을 주의력 결핍 장애 지지 단체에 참여시킨다.(33)
23. (환자 주변의) 주요한 다른 사람들을 대화 향상 모임에 참여시킨다.(34)
24. 상대방이 서로에 대해서 가지고 있는 기대를 말로 표현하도록 한다.(35)
25. 자신과 중요한 다른 사람사이에 향상된 대화(의사소통)와 신뢰감을 보고하도록 한다.(34, 35, 36, 37)
26. 문제 행동들이 점차적으로 심해질 때, 경고 체계가 지시하는 대로

행동하도록 파트너 사이에 신호를 개발한다.(38)

—. ____

____

—. ____

____

—. ____

____

치료적 중재

1. 주의력 결핍/과잉행동 장애를 확진하거나 제외하기 위하여 심리 검사를 실시한다.
2. 이해를 돕기 위해서 환자와 함께 심리 검사 결과를 조사 분석하고, 환자(그/그녀)가 하는 질문에 대답한다.
3. 치료제를 선택하기 위한 정신과적인 평가를 마련한다.
4. 환자와 함께 정신과적 평가의 결과 및 권고를 조사 분석하고, 이러한 과정에서 발생되는 질문에 대답한다.
5. 환자의 기능 수준에서 약물 순응도와 약물의 효능을 조사하고 평가한다.
6. 약물 처방의 효과에 관하여 정확한 근거를 가지고 정신과 의사와 의논한다.
7. 환자와 주변의 중요한 사람들에게 심리학적, 정신과적 평가의 결과를 보여주고 함께 상의할 수 있는 연합 치료시간을 갖도록 한다. 그 사람들이 가질 수 있는 질문에 대답하고 환자에 대한 그 사람들

의 지지를 요청한다.
8. 건강이 회복된 후에도 약물을 유지하는 것에 관하여, "장점과 단점 목록"을 작성하도록 환자에게 요청한다. 치료자와 함께 목록을 조사 분석한다.
9. 약을 계속 유지하도록 환자를 격려하면서 지지하고, 약물을 중단하겠다는 생각을 보일 때는 따뜻하지만 단호하게 직면시킨다.
10. 환자가 약물을 복용하기 시작한 이후에 환자(그/그녀)에게서 발생한 긍정적 효과를 나열해 보도록 과제를 준다.
11. 환자가 자신에게 가장 힘든 것을 유발하는 특수한 행동을 확인하도록 도와준다.
12. 집중하는데 가장 문제가 되는 자신의 행동을 가려낼 수 있도록 확인하고 확언하는데 도움을 주기 위하여 환자와 함께 심리 검사의 결과나 정신과적 평가를 다시 검토한다.
13. 가족이나 주변의 친밀한 사람들로 하여금, 환자의 일상적인 기능을 가장 많이 방해하는 것으로 여겨지는 세 가지 행동에 대해 순위를 매기도록 요청한다.(예, 기분의 급작스러운 변화, 분노 폭발, 공격성, 안절부절, 쉽게 스트레스를 받음, 짧은 주의력, 계획을 완성하지 못하는 것 등)
14. 환자의 문제 해결 기술(예: 문제를 확인하기, 모든 가능한 선택을 최선책으로 하도록 하기, 각각의 선택을 평가하기, 가장 좋은 차선책을 선택하기, 행동의 과정을 이행하기, 그리고 결과를 평가하기)을 가르친다.
15. 환자에게 문제가 되는 것으로 확인되어진 행동(예, 충동 조절, 분노 폭발, 기분의 급작스러운 변화, 한 가지 일에 계속 머무르기, 부주의함 등)에 대하여 특수한 문제 해결 과제를 할당한다. 수행한 과제를 조사 분석하고 환자에게 적절한 피드백을 준다.

16. "멈춤, 듣기, 생각하기, 행동하기"와 "문제를 해결하는 혼잣말(문제 해결 독백)"을 하는 자기 조절 방식을 환자에게 가르친다. 기술 수준을 향상시키기 위해서 이러한 기교들을 역할 연기로 연습한다.
17. 환자가 자기 파괴적이지 않은 방법으로 어떤 행동하기를 좋아할 때, 매주 "폭발"하는 시간을 구성한다.(음악으로 자신을 폭발시키기, 아이스크림을 게걸스럽게 먹기 등)
18. 환자가 행동적인 대안과 그것의 결과에 관하여 생각하도록 그 상황으로부터 벗어나 마음을 가라앉히고 진정할 수 있는 "타임-아웃" 중재를 사용하도록 환자를 훈련시킨다.
19. 다양한 이완 기술(예: 심호흡, 명상, 지시된 이미지 등)을 교육해서 환자가 일상에서 또는 스트레스가 증가할 때 사용하도록 격려한다.
20. 환자의 감소된 충동성, 분노의 감소, 주의력 결핍의 감소 등을 강화하거나 조장하는 자기-처방 보상 체계를 디자인하고 이행한다.
21. 환자 스스로 부주의 및 건망증으로 인한 피해를 줄이기 위하여 목록, 암시, 파일, (그리고/또는) 일상적인 의식 같은 외형적인 구조물을 이용하도록 도와준다.
22. 주의 집중 시간을 늘리고 충동 조절을 하고 기분 조절을 향상하기 위해서 뇌파 바이오피드백을 의뢰하거나 처방한다.
23. 환자가 이완의 바이오피드백 훈련 기술과 인지적 집중을 일상적 상황으로 (예: 집과 일, 사회 등) 일반화시켜서 사용할 수 있도록 격려한다.
24. 운동이나 자원 봉사, 사회 봉사같은 건강한 중독 행동을 지향하도록 환자를 지도한다.
25. 환자의 주치의로부터 신체적 건강을 확인을 한 후에 환자에게 적

합한 에어로빅 운동을 디자인 할 수 있는 운동 코치에게 환자를 의뢰한다.

26. 환자가 경험했거나 또는 문제 행동으로부터 초래될 수 있는 가능한 부정적 결과들을 나열하고 과제를 주고 치료자와 검토한다.
27. 주의력 결핍 장애에 대한 환자의 이해를 증진시키며, 환자의 자존심을 키우고, 다른 환자들로부터 피드백을 받기 위해서 주의력 결핍 장애가 있는 성인을 위한 특수 집단 치료에 의뢰한다.
28. 환자가 좀더 조직적이 되고 일에 전념하도록 도와주는 친구나 동료를 "코치"로 뽑게 지도하고 격려해준다. *Driven to Distraction* (by Hallowell and Raty를 보라)
29. 〈Driven to Distraction〉(Hallowell and Raty)에 설명된 HOPE(예: Help, Obligation, Plans, Encourage 등) 기법을 환자에 의해 선임된 "코치"에게 가르친다.
30. 환자의 행동과 관련하여 다른 사람으로부터 피드백을 어떻게 듣고 받아들이는지 교육하기 위해 역할 연기 및 모델링을 사용한다.
31. 환자가 *Driven to Distraction*(by Hallowell and Raty), *The Hyperactive Child, Aldolescent, Adult*(Wender), *Putting On The Brakes*(Quinn and Stern), *You Mean I'm Not Lazy, Stupid or Crazy*(Kelly and Ramundo)를 읽도록 권하고 치료자와 함께 책읽기를 진행한다.
32. 환자와 그에게 중요한 사람이 함께 찾아내고 확인한 상호관계의 긍정적인 측면을 다루는 공동 치료시간을 진행한다.
33. 주의력 결핍 장애 환자에게 있어 중요한 사람을 교육해서 그들이 지지 집단에 참가하도록 격려한다.
34. 대화 기술과 갈등 해결 기술을 향상시키기 위하여 기술 훈련에 바탕을 둔 결혼/관계 세미나(예: PREP, Marriage Encounter,

Engaged Encounter 등)에 환자와 중요한 사람을 의뢰한다.

35. 환자와 그에게 중요한 사람이 서로의 관계와 상대에 대하여 어떤 기대를 가지는지 목록을 작성하도록 요청한다. 그리고 그 기대를 어떻게 충족시킬 지와 기대가 얼마나 현실적인지를 확인하는데 초점을 둔 공동 치료시간에서 목록을 조사분석한다.
36. 환자와 그에게 중요한 사람이 대화에서의 장벽을 제거하고 새로운 대화기술을 개발하도록 도와준다.
37. 환자와 그에게 중요한 사람이 함께 감정을 표현하고, 즐기며, 문제를 대화를 통해 해결하는 시간을 가질 수 있게 매일 특정 시간을 계획하도록 도와주고, 그 시간이 일과가 되도록 과제를 준다.
38. 환자와 그에게 중요한 사람 사이에 갈등이 점차 심해질 때 상호 피드백을 주는 방법으로 신호 체계를 만들도록 도와준다.

—. ____

____

—. ____

____

—. ____

____

진단적 제안들

축 I :	314.00	Attention-Deficit/Hyperactivity Disorder, Predominately Inattentive Type (주의력 결핍/과잉행동 장애, 주의력 결핍이 심

	한 형)
314.01	Attention-Deficit/Hyperactivity Disorder, Predominately Hypersensitivity-Impulsive Type (주의력 결핍/과잉행동 장애, 과민-충동성이 심한 형)
314.9	Attention-Deficit/Hyperactivity Disorder NOS (달리 분류되지 않는 주의력 결핍/과잉행동 장애)
296.xx	Bipolar I disorder(I형 양극성 장애)
301.13	Cyclothymic Disorder(순환성 장애)
296.90	Mood Disorder NOS(달리 분류되지 않는 기분 장애)
312.30	Impulse Control Disorder(충동 조절 장애)
303.90	Alcohol Dependence(알코올 의존증)
305.00	Alcohol Abuse(알코올 남용)
304.30	Cannabis Dependence(대마초 의존증)
305.20	Cannabis Abuse(대마초 남용)
______	______________________________
______	______________________________

경계성 인격

행동적 정의

1. 작은 스트레스에도 극심한 감정 반응(분노, 불안 또는 우울)이 나타나지만, 주로 몇 시간에서 며칠 이상 지속되지는 않음.
2. 강렬하고 혼란스러운 대인관계 양상.
3. 자기 정체감의 심한 혼란.
4. 자해 행위를 내포한 충동적 행동.
5. 반복적인 자살 흉내, 위협 또는 자해 행위.
6. 만성적인 공허감과 권태.
7. 강력하고 부적절한 분노의 잦은 폭발.
8. 다른 사람들이 환자(그/그녀)를 불공평하게 대하거나 그들을 믿을 수 없다고 쉽게 느낌.
9. 복잡한 상황이나 참작할만한 상황을 고려하지 않고, 오로지 옳고 그르다는 단순한 논리(흑백논리, 믿음직한 사람 아니면 사기꾼)로

대부분의 문제를 판단함.
10. 대인관계에서 버림받았다는 느낌이 조금만 있어도 매우 불안해짐.

—. ____________________

—. ____________________

—. ____________________

장기 목표

1. 기분 변화를 다룰 대처 기술을 발전시키고 실행한다.
2. 충동을 조절할 능력을 키운다.
3. 불쾌한 기분에 대처할 전략을 배우고 실행한다.
4. 이분법적 사고에서 벗어나 사람이나 쟁점들이 얼마나 복잡하고 모호한지 고려하는 능력을 키운다.
5. 분노 조절 기술을 발전시키고 실행한다.
6. 대인 관계 기술을 배우고 연습한다.
7. 사해 행농 (물질 남용, 무모한 운전, 성적 행동화, 폭식 또는 자살 행동)의 빈도를 줄인다.

—. ____________________

—. ____________________

____

__. ________________________________

____

단기 목표

1. 두려움, 우울, 분노감을 쉽게 일으키는 상황을 말로 표현하게 한다.(1)
2. 매일 그날의 감정과 그러한 감정을 일으킨 상황에 대해서 기록하게 한다.(2)
3. 격렬한 부정적 감정을 일으키는 부정적인 인지 해석 양상을 확인하도록 한다.(4)
4. 파괴적이고 부정적인 메시지를 대치할 현실적이고 긍정적인 자기 진술을 말로 표현하게 한다.(4, 5, 6)
5. 긍정적인 자기 진술과 건설적인 자동적 사고를 적용시킨 예를 기록하고, 그에 따른 보상적 결과를 포함해서 보고하게 한다.(6, 7)
6. 자해적인 충동 행동으로 인해서 자신과 타인에게 미친 여러 가지 부정적인 결과들을 목록으로 나열하게 한다.(8)
7. "멈추고, 보아라, 들어라, 그리고 생각하라"로 표현되는 충동 조절 전략을 얼마나 이해하는지 설명하게 한다.(9)
8. 충동 조절 전략으로서 "멈추고, 보아라, 들어라, 그리고 생각하라"를 실행한 예를 기록하고 보고하게 한다.(9, 10)
9. 충동 행동을 조절하기 위하여 인지적 방법을 사용하게 한다.(9, 11)
10. 심도 있는 근육 이완과 호흡 훈련을 실행하도록 한다.(12)

11. 격렬한 감정을 다스리고, 충동적 반응 행동을 조절하기 위하여 이완 기술을 사용한 예를 기록하고 보고하게 한다.(13)
12. 자기주장 기술을 배우도록 한다.(14, 15)
13. 자기주장을 했던 상황을 확인하고 그 결과를 설명하게 한다.(16)
14. 공격적이지 않게 자신의 감정을 전달하도록 "나 메시지"를 사용해서 실행한다.(17, 18)
15. 소아기에 경험한 학대나 방치 또는 버림받음의 예가 있으면 말로 표현하게 한다.(19)
16. 소아기에 경험한 학대나 방치 또는 버림받음의 경험이 여러 관계들에 있어서 자신의 소유욕에 미친 영향과 타인에 의해 쉽게 유발되는 상실감이나 자신과의 관계의 민감성에 미친 영향을 말로 표현하게 한다.(20, 21)
17. 버림받음에 대한 두려움을 다루는 대처 전략을 목록으로 나열하게 한다.(22)
18. 혼자서 수행할 수 있고 다른 누구에게도 의존하지 않고 즐길 수 있는 활동을 시작하게 하고, 혼자 있거나 의존하지 않음으로써 느끼는 편안함을 보고하게 한다.(4, 6, 23, 24)
19. 기분을 안정시키는 정신과 약물이 필요할지 여부를 평가하도록 정신과 의사에게 보내는데 협조한다.(25)
20. 처방된 대로 약물을 복용하고 그 효과와 부작용을 보고하게 한다.(26)
21. 자해 행위의 과거력과 양상을 말로 표현하게 한다.(27)
22. 자해 행위를 야기하는 격심한 감정의 예와 이러한 감정들이 자해 행위를 통해서 어떻게 발산되는지를 말로 표현하게 한다.(19, 21, 28)
23. 자살 흉내의 과거력과 그와 관련된 감정을 말로 표현하게 한다.

(29)

24. 만일 자해 행위를 유발할 수 있는 심각한 응급 상황이 생긴다면, 치료자나 다른 응급 연락망에 연락을 하겠다는 약속을 말로 표현하게 한다.(자해 행위와 자살을 예방하는 계약의 일종으로써)(30, 31)
25. 자해 행위를 중지하게 한다.(21, 30, 32)
26. 다른 사람들이 흑백 논리로 판단하는 예를 확인하도록 한다.(33, 35)
27. 사람들을 너무 경직되고 가혹하게 평가함으로써 생기는 부정적인 결과를 목록으로 나열한다.(34)
28. 완벽하고 강한 사람으로 판단되어온 사람이 하는 실수나 나약함과, 사악하고 가치 없고 부정직하다고 판단되어온 사람이 지닌 장점을 말로 표현해 보도록 한다.(35, 36)

—. ____

____

—. ____

____

—. ____

____

치료적 중재

1. 환자에게 두려움과 우울 그리고 분노의 감정을 야기시키는 상황을 파악한다.

2. 상황에 따른 자신의 감정 변화를 일일 기록지에 매일 기록하도록 환자에게 과제를 준다.
3. 환자에게 불안감을 유발시키는 왜곡된 도식과 이와 관련된 자동적 사고를 확인하게 한다.
4. 자기-패배적 사고(절망, 무능함, 무가치함, 재앙화, 미래에 대한 부정적 예견 등)에 대한 일일 기록지를 기록하도록 환자에게 요구하고, 각각의 생각에 대한 정확성을 따져보게 하여서 역기능적 사고를 긍정적이고 자기-향상적 사고로 대치하게 한다.
5. 인지적 재구조화 기법을 사용하여 핵심 도식을 교정하는 훈련을 한다.
6. 마음의 평화를 느끼게 하는 긍정적이고 현실적인 인지적 자기-진술을 강화한다.
7. 건설적으로 교정된 인지적 자기-진술을 성공적으로 사용한 예를 기록하도록 과제를 주고, 긍정적 결과에 대해서 환자를 강화시킨다.
8. 충동 행동으로 인하여 자신과 타인에게 미친 파괴적 결과들을 나열하게 한다.
9. 만족을 지연시키고 충동을 억제할 수 있는 자기-조절 전략들(예를 들어 "멈추고, 보아라, 들어라 그리고 생각하라")을 환자에게 교육한다.
10. 반응적 충동들을 조절하는 "멈추고, 보아라, 들어러 그리고 생각하라"를 성공적으로 실행한 예를 환자로 하여금 보고하게 한다.
11. 충동적 행동을 조절하는 기술을 배우고 개선시키기 위한 인지적 방법들(사고 정지, 사고 대치, 재구성 등)을 환자에게 교육한다.
12. 점진적 이완, 자가 최면 또는 바이오피드백 같은 이완 기법을 사용한다. 완전히 이완하는 방법을 환자에게 교육하고 나서 환자가

불편함을 느낄 때마다 이완 기법을 사용하게 한다.

13. 스트레스에 분노로 반응하지 않고 이완 기법을 사용해서 잘 대처한 예를 기록하게 한다. 이러한 대처 기술을 성공적으로 잘 실행한 경우에 강화를 한다.
14. (수동성과 공격성을 비교해서) 역할 연기와 모델링 그리고 행동적 예행연습을 이용해서 자기주장을 하는 교육한다.
15. 자기주장 훈련 모임에 참가하도록 권한다.
16. 자기주장을 하고, 그에 따른 감정과 그 결과에 대해 검토를 한다.
17. "나 메세지"를 사용하여 직접적으로 자기 느낌을 전달하는 방법(예를 들어, 네가 …했을 때 나는 …을 느꼈다. 만약 네가 …했었다면, 나는 더 좋을 거야)을 교육하는데 모델링, 역할 연기 그리고 행동적 예행연습을 이용한다.
18. 위협감을 느낄 때 자신의 장악력이나 공격성을 대치하는"나 메시지"의 사용을 강화한다.
19. 소아기에 경험한 학대나 방치, 정서적/신체적 버림받음의 예를 찾아보고, 이러한 경험과 관련된 감정을 다룬다.
20. 다른 사람들이 관계를 악화시킬 때, 그들의 지나친 통제와 분노의 파괴적 효과를 지적하고 현재의 관계에서 과거의 무력감과 절망감을 분리하도록 격려한다.
21. 격분하여 반응하는 현재의 욕구들이 소아기 경험의 영향이라는 통찰을 강화한다.
22. 버림받음에 대한 두려움을 다루는 대처 전략들(예를 들어, 반응을 연기하기, "멈추고, 보아라, 들어라 그리고 계획하라," 이완과 깊은 호흡 기법, "나 메시지", 넓은 사회적 교류망과 소수의 강렬한 관계를 비교)을 사용하도록 환자를 교육한다.
23. 홀로 되는 것과 연관된 환자의 자동적 사고를 파악한다.

24. 혼자서 어떤 활동을 시작하여서, 혼자인 것을 회피하려는 환자의 행동 특성을 끊어버리도록 격려한다.(예를 들어, 취미 생활 시작하기, 운동하기, 강연이나 콘서트, 영화를 보러가기, 수업에 참여하기)
25. 약물 평가를 위해 정신과 의사에게 의뢰한다.
26. 환자의 약물 투여에 대한 순응도 및 실제 작용하는 투약의 효과를 조사하고 평가한다.
27. 환자의 자해 행위 양상과 과거력을 철저히 조사한다.
28. 환자의 자해 행위를 소아기에 정서적 버림받음이나 학대를 받으면서 표현하지 못했던 분노와 무력감의 표현으로 해석한다.
29. 자살 시늉의 유발요인, 빈도, 심각성, 이차적 이득 그리고 발생 시점에 대하여 평가한다.
30. 만약 환자가 자살 충동이 강하게 일어나면 자해 행위를 하기 전에 치료자나 도움을 받을 수 있는 곳에 연락을 하겠다는 약속을 이끌어 낸다.
31. 24시간 내내 가동되는 긴급 도움 전화번호를 환자에게 제공한다.
32. 자신의 감정을 자해 행위를 통하여 간접적으로 표현하지 않고, "나 메시지"를 사용하여 적절하게 표현하게 격려한다.
33. 사람을 평가하는 자신의 경향, 특히 이분법적으로 사람을 평가하는 것에 관해서 검토를 하게 한다.
34. 사람들을 가혹하고 충동적으로 판단하면 그 사람들로부터 소원해지고 멀어지는 결과가 온다는 것을 교육한다.
35. 이분법적 사고가 대인 관계에서 불신감을 어떻게 야기하는 지를 환자가 인식하게 하고, 모든 사람들은 긍정과 부정적 경향을 다 갖고 있음을 깨닫게 한다.
36. 환자에게 모든 사람은 긍정과 부정적 성질이 같이 있다는 사실을

깨닫도록 도와주기 위해 역할 연기와 모델링을 사용한다.

—. ______________________________

____

—. ______________________________

____

—. ______________________________

____

진단적 제안들

Axis I :	300.4	Dysthymic Disorder(기분부전 장애)
	296.3x	Major Depressive Disorder, Recurrent (주요 우울장애, 재발)
	______	______________________________
	______	______________________________
Axis II :	301.83	Borderline Personality Disorder (경계선 인격장애)
	301.9	Personality Disorder NOS (달리 분류되지 않는 인격장애)
	______	______________________________
	______	______________________________

물질 의존

행동적 정의

1. 알코올이나 기분을 변화시키는 약물을 고용량으로 중독 되거나, 의식을 잃을 때까지 지속적으로 사용하는 것.
2. 스스로는 약을 끊거나 줄여나가고 싶다는 말을 하고, 지속적인 약물의 남용이 가져다 주는 부정적인 결과를 경험함에도 불구하고, 기분을 변화시키는 약물의 복용을 조절할 수 있는 능력이 없음.
3. 예를 들면, 간 효소의 증가와 같은 과도한 물질 사용의 결과를 반영하는 혈액소견을 보임.
4. 배우자나 친척, 친구, 고용주 등으로부터 물질 사용으로 인한 부정적 영향이 자신은 물론 남들에게도 미친다는 직접적인 피드백에도 불구하고 물질 의존이 문제라는 것을 부정함.
5. 알코올 남용으로 인해 기억 상실이 자주 있음.
6. 물질 사용으로 인한 직접적인 결과로 발생하는 신체적, 법적, 직업

적, 사회적 그리고 대인관계 문제들을 끊임없이 혹은 반복적으로 경험함에도 불구하고 약물이나 알코올 사용을 지속함.

7. 약물에 대한 내성이 증가되어 약물에 중독되거나 원하는 효과를 얻기 위해 더 많은 용량이 필요함.
8. 물질 사용을 중단하면, 신체 증상들 즉, 떨림, 경련, 오심, 두통, 발한, 불안, 불면, 우울 등을 경험한다.
9. 물질 사용을 지속하기 위하여 중요한 사회 활동이나 여가 활동, 직업적 활동 등을 중단함.
10. 물질을 얻거나 사용하기 위해 또는 물질의 효과에서 회복하기 위한 활동에 많은 시간을 투자함.
11. 의도했던 것 이상으로 오랜 기간 동안 많은 양의 약물을 사용함.
12. 의사로부터 물질 사용은 건강에 문제를 일으킨다는 말을 들은 이후에도 기분을 변화시키는 물질을 지속적으로 사용함.

—. ______________________________

____

—. ______________________________

____

—. ______________________________

____

장기 목표

1. 물질 의존을 받아들이고 회복을 위한 프로그램에 능동적으로 참여하기 시작한다.

2. 모든 기분을 변화시키는 물질에서 벗어나 지속적인 회복을 유지한다.
3. 자신이 가진 질병과 회복 과정에 관한 지식을 넓히면서 완전한 금단 상태를 확립하고 유지한다.
4. 모든 기분을 변화시키는 물질로부터 장기적인 금단 상태를 유지하고 물질에서 벗어난 삶을 영위하기 위해 필요한 기술을 획득한다.
5. 모든 기분을 변화시키는 물질로부터 계속적인 금단 상태를 유지하여서 삶의 질을 개선한다.
6. 기분을 변화시키는 물질에서 벗어나 신체적 또는 정서적 안정을 추구하면서, 이후 지지적인 회복 계획을 수립한다.

__. ______________________________

____

__. ______________________________

____

__. ______________________________

____

단기 목표들

1. 물질 남용에 관하여 그 양과 회수, 병력을 기술한다.(1, 3)
2. 약물이나 알코올 남용에 의한 부정적 결과들을 확인한다.(1, 2, 3, 4, 13)
3. 자신이 물질 의존임을 인식하고 수용한다는 것을 보여주기 위하여, "나"라는 진술을 사용해서 말로 표현한다.(5, 6, 7)

4. 물질 사용이 자신의 삶에 미친 부정적인 영향과 사용한 물질의 양을 최소화하려는 몇 가지 진술을 증거로 물질 사용을 부인하는 정도를 낮춘다.(2, 4, 6, 7)
5. 알코올리즘과 그 회복 과정에 관하여 향상된 지식을 말로 표현한다.(6, 8)
6. 물질 의존을 조장하였던 성격적, 사회적, 가족적 요인들에 관하여 이해하고 있는 것을 말로 표현한다.(9, 10, 11)
7. 가깝거나 먼 일가 친척에 의한 알코올 남용의 소아기 경험을 기술한다.(11)
8. 먼 일가 친척의 알코올 사용에 관한 병력을 검토하여, 물질 의존의 유전적 요인이 있음을 받아들이는 것을 말로 표현한다.(11, 12)
9. 물질 의존의 영향을 평가하기 위한 내과적 검사를 시행한다.(13)
10. 취하지 않는 것이 삶에 긍정적 영향을 미치는 방식을 확인한다.(14)
11. 회복을 돕기 위하여 사회적 관계 속에서 이루어져야 할 변화들을 기술한다.(15, 16)
12. 물질 남용과 관련된 활동들을 대신하는 여가 활동 및 사회 활동(그리고 장소)을 목록으로 작성한다.(16, 17)
13. 절제함으로써 이용할 수 있는 시간과 에너지로 지금 당장 성취할 수 있는 건설적인 계획을 세워본다.(16, 18)
14. 물질 남용에 지배된 자신의 삶으로 인하여 그 농안 상처를 받아온 중요한 사람들에게 보상하는 것에 동의한다.(16, 19)
15. 절제를 통하여 가까운 동료와 가족 관계에 미칠 긍정적인 영향을 확인한다.(16, 20)
16. 생활환경이 물질 의존에 어떤 역할을 하고 있으며, 회복의 장애물로서 어떤 영향을 주는지 말로 표현한다.(10, 21, 22)

17. 회복을 돕기 위하여 좀더 안정적이고 건강한 생활환경이 필요함을 진술한다.(22, 23)
18. 현재의 생활환경을 마무리할 준비를 하고 회복에 좀더 도움이 되는 곳으로 이주한다.(23, 24)
19. 자신이 가장 잘 사용하는 약물에 대한 작별의 편지를 작성하면서 그렇게 해야 하는 이유를 말한다.(25)
20. 금주 서약서에 서명하고 서명과 동반되어 나타나는 두려움, 슬픔, 마음 내키지 않은 감정을 말로 표현한다.(26)
21. 장기간의 금주를 유지하도록 도울 수 있는 문서화된 사후 조치 계획을 작성한다.(16, 17, 18, 27, 30)
22. 절제를 유지하는데 있어서 지속적인 지지의 근원을 확인한다.(28, 29, 30)
23. 회복을 위한 금주 동맹/금연 동맹(AA/NA)의 역할에 관한 정보를 얻기 위하여 금주 동맹/금연 동맹 구성원을 만난다.(29)
24. 절제를 지지하기 위해 필요하다면 금주 동맹/금연 동맹 모임에 정기적으로 참석한다.(30)
25. 잠재적인 재발 자극 요인들을 확인하고 그 각각의 자극 요인을 건설적으로 다루기 위한 전략을 개발한다.(6, 10, 15, 17, 31, 32)

—. ______________________________

____

—. ______________________________

____

—. ______________________________

____

치료적 중재

1. 사용한 물질의 양과 형태, 약물 사용의 징후와 증상, 물질 의존의 결과로 환자의 삶에 영향을 미친 부정적 결과 등을 포함하는 약물/알코올 병력에 대한 정보를 빈틈없이 얻는다.
2. 물질 남용이 어떤 방식으로 자신의 삶에 부정적 영향을 미쳤는지 목록을 작성하도록 하고, 그 과정을 치료자와 함께 다룬다.
3. 알코올 심각도 지표(Alcohol Severity Index)를 적용하고, 그 결과를 환자와 함께 다룬다.
4. 물질 의존의 결과로 환자의 삶에 미친 부정적인 영향을 주변 사람들은 어떻게 보고 있는지 확인하기 위하여, 환자와 가까운 2, 3명의 사람들이 치료자에게 편지를 쓸 수 있도록 환자에게 할당한다.
5. 첫 단계 용지를 완성하도록 한 후, 피드백을 구하기 위해 그 내용을 치료 모임에 참여하는 동료, 후원자, 또는 치료자와 함께 다룬다.
6. 물질 의존과 회복 과정에 관한 교훈적 내용의 강의에 참여하도록 요구한다. 그리고 나서 치료자와 함께 더 많은 것을 다루기 위하여 각 강의에서 얻은 몇 개의 중요 사항을 글로 적어서 확인하도록 권유한다.
7. 물질 의존 및 그 결과로 인해 자신과 타인에게 미친 파괴적 결과를 스스로 받아들이고 있음을 나타내는 진술을 작성하게 하고 강화한다.
8. 알코올 중독의 질병 개념에 대한 기사와 팸플릿을 읽어보도록 할당하고 치료자와 토론할 수 있는 몇 개의 중요한 아이디어를 선택하게 한다.
9. 물질 의존에 기여한 (것과 관련하여) 환자의 지적, 성격적, 인지적

기능을 평가한다.

10. 물질 의존을 부추길 가능성이 있는 상황에 따른 스트레스 요인을 조사한다.
11. 물질 의존의 패턴을 보기 위한 가족력을 철저히 조사하고, 이를 환자의 물질 사용과 연결시킨다.
12. 물질 의존에 관한 먼 일가친척까지의 가족력을 조사하고 이를 환자의 물질 의존 발생에 관한 유전적 취약성과 연결시킨다.
13. 물질 의존에 의하여 어떤 신체적 영향이 있는 것은 아닌지 정밀 검사를 받도록 의뢰한다.
14. 절제함으로써 자신의 삶에 미칠 긍정적 영향은 무엇인지 목록을 작성하고 분석하도록 요구한다.
15. 술과 관계된 오랜 우정("술친구들")을 지속함으로서 얻게 되는 부정적 영향을 검토하고 술을 마시지 않는 새로운 우정을 발전시켜 나갈 계획을 세우도록 돕는다.
16. 장기간에 걸친 절제를 유지하기 위해서 필요한 삶의 변화에 대하여 통찰력을 키워나가도록 돕는다.
17. 물질 남용과 관련된 생활로부터 벗어나기 위한 사회 활동과 오락 활동을 계획하도록 돕는다.
18. 절제는 건설적인 활동을 할 수 있는 시간과 에너지를 제공 할 수 있으므로, 환자가 자존심을 키워 나갈 수 있도록 가정에서 또는 직장에서 할 수 있는 계획들을 세운다.
19. 물질 남용으로 인해 가족, 친구, 직장 관계에 미친 부정적 영향을 토론하고 그러한 손실을 보상할 수 있는 계획을 세우도록 격려한다.
20. 회복의 기간 동안 가족 관계 내에서 형성되어진 긍정적 변화들을 인식하도록 돕는다.

21. 물질 의존의 패턴을 강화하는데 환자의 생활 상태가 어떤 역할을 담당하고 있는지 평가한다.
22. 현재의 생활 상태에서 기인한 물질 의존의 부정적 영향들에 관하여 목록을 작성하도록 과제를 할당한다.
23. 회복을 촉진하기 위한 생활환경의 변화 계획을 세우도록 격려한다.
24. 생활환경의 긍정적 변화를 강화한다.
25. 자신이 가장 잘 사용하는 약물에 대한 작별의 편지를 작성한다. 그 편지를 읽고 동반된 감정을 치료자와 함께 다룬다.
26. 자신이 가장 잘 사용하는 약물 사용에 관하여 금주 서약서를 체결한다. 서약과 관련한 감정적 영향을 치료자와 함께 다룬다.
27. 환자에게 절제 상태를 유지하기에 충분하다는 것을 보장하기 위하여 사후 조치 계획을 작성하게 하고 검토한다.
28. 절제하는데 개인적으로 이용할 수 있는 긍정적 지지 체계를 검토하고, 발전시키고, 강화시키기 위한 방법을 토론한다.
29. 몇 년에 걸쳐 12단계 프로그램으로 작업하고 있는 금주 동맹/금연 동맹 회원과 접촉하고 그 프로그램이 어떻게 해서 자신을 금주 상태에 머물게 할 수 있도록 도와주는지 구체적으로 찾아보도록 과제를 할당한다. 그 후에 치료자와 함께 그 만남을 다룬다.
30. 금주 동맹/금연 동맹 모임에 참석하고 모임의 영향을 치료자에게 보고하도록 권유한다.
31. 재발 자극 요인들을 확인하고 그것들을 효과적으로 다룰 수 있는 대안들을 발전시키도록 돕는다.
32. *Staying Sober: A Guide to Relapse Prevention*(Gorski and Miller)와 *The Staying Sober Workbook*(Gorski)을 읽어보도록 권유한다.

__. ____

____

__. ____

____

__. ____

____

진단적 제안들

축 I :	303.90	Alcohol Dependence(알코올 의존증)
	305.00	Alcohol Abuse(알코올 남용)
	304.30	Cannabis Dependence(대마초 의존증)
	305.20	Cannabis Abuse(대마초 남용)
	304.20	Cocaine Dependence(코카인 의존증)
	305.60	Cocaine Abuse(코카인 남용)
	304.80	Polysubstance Dependence(다종 물질 의존증)
	291.2	Alcohol-Induced Persisting Dementia (알코올로 유발된 지속성 치매)
	291.1	Alcohol-Induced Persisting Amnestic Disorder(알코올로 유발된 지속성 기억장애)
	V71.01	Adult Antisocial Behavior (성인의 반사회적 행동)
	300.4	Dysthymic Disorder(기분부전 장애)
	312.34	Intermittent Explosive Disorder

		(간헐성 폭발장애)
	309.81	Posttraumatic Stress Disorder (외상후 스트레스 장애)
	304.10	Sedative, Hypnotic, or Anxiolytic Dependence (진정제, 수면제 또는 항불안제 의존증)
	______	______________________________
	______	______________________________
축 II :	301.7	Antisocial Personality Disorder (반사회적 인격장애)
	______	______________________________
	______	______________________________

물질의존-재발

행동적 정의

1. 물질 남용에 대한 치료를 받은 이후에도 기분을 변화시키는 약물로부터 절제 상태를 유지 못함.
2. 정기적으로 금주 동맹 모임에 참석하고 있음에도 불구하고 금주 상태를 유지 못함.
3. 상당 기간의 절제 상태를 유지한 이후에도 기분을 변화시키는 물질의 남용이 재발함.
4. (6개월 이상) 상당 기간의 절제 후 다시 재발하여 절제 상태를 재확립해야 하는 만성적인 양상.

—. ____

____

—. ____

____

—. ___________________________________

____

장기 목표

1. 알코올/약물에서 벗어난 생활양식을 지속적으로 확립한다.
2. 장기간의 회복을 유지하도록 도와주기 위하여 재발의 개인적인 전형을 이해한다.
3. 신체적인 재발 자극 요인들과 이러한 요인들을 효과적으로 다루기 위해 필요한 대응 전략들에 대한 인식을 향상시킨다.
4. 지속되는 현실 여건 하에서 물질에서 자유로운 삶의 질을 성취한다.

—. ___________________________________

____

—. ___________________________________

____

—. ___________________________________

____

단기 목표들

1. 절제에 대한 약속을 말로 표현한다.(1, 2)

2. 금주 동맹 참여를 포함해서 체계를 갖춘 일상적 일과에 대한 윤곽을 잡고 실행한다.(3, 4)
3. 금주에 지지적인 사람들과의 관계를 지속적으로 유지한다.(4, 5, 6)
4. 회복을 유지하기 위해 반드시 피해야 할 사람들과 장소를 분명하게 표현한다.(7, 8, 9)
5. 절제감의 상실에 대한 느낌을 말로 표현한다.(10, 11)
6. 물질 의존에서 성공적으로 회복한 사람들과 대화를 나누며 배운 통찰력을 말로 표현한다.(12)
7. 금주와 관계된 긍정적 보상을 인식한다.(13, 14)
8. 술 끊는 약 또는 항우울제 사용을 위한 의학적 평가를 완료한다.(15)
9. 기분을 변화시키는 물질을 사용하고자 하는 충동을 감소시키기 위해 침술 치료를 병행한다.(16, 17, 18)
10. 처방된 약물을 잘 복용하고, 약물 부작용에 대해서는 치료자나 의사에게 보고한다.(17, 18)
11. 재발을 일으킨 자극 요인들에 초점을 맞추어 가장 최근에 재발을 일으켰던 구체적인 행위와 태도, 감정을 말로서 확인한다.(8, 19, 20, 21, 22)
12. 금주 동맹 단계 2, 3, 5에 따라 진행해나가기 위한 정신적 지도자를 만난다.(23)
13. 금주를 유지하기 위하여 변화가 필요한 행동 양식을 확인한다.(8, 19, 24)
14. 집단 치료나 개인 치료 시간에 발생하는 불쾌한 감정을 참아낼 수 있음을 보여준다.(25, 26)
15. 후원자와의 만남을 포함하여 단계가 올라감에 따라 느껴지는 불

쾌한 감정에 대처하기 위한 행동 계획을 글로 작성하여 명확하게 표현한다.(5, 6, 26)

16. 각각의 특수한 재발 자극 요인에 대하여 두 가지의 가능한 대처 전략을 글로 작성한다.(8, 25, 26, 27, 28)
17. 감정을 직접적으로 전하기 위한 자기주장 기술을 실행한다.(28)
18. 재발을 자극하는데 중요한 요인이 된 가족 갈등과 대인관계 갈등을 말로 표현한다.(29, 30)
19. 가족 또는 중요한 사람들이 환자의 재발과 회복에 취할 수 있는 건설적인 행동 반응에 대한 이해를 말로 표현한다.(30)
20. 회복을 도와주는 의식적인 행사에 참여한다.(31)
21. 과거에 성공적이었던 금주 생활 전략을 확인한다.(32)
22. 금주를 도와주는 삶의 원리를 말로 표현한다.(33)
23. 가족 및 다른 스트레스 요인에 대한 대처에 초점을 맞추어 지속적인 사후 계획을 작성한다.(34, 35)

__. ______________________________

____

__. ______________________________

____

__. ______________________________

____

치료적 중재

1. 재발을 자극했던 요인들에 초점을 맞추어 가장 최근에 재발을 이

끌었던 구체적인 행동, 태도, 감정에 대해서 토론을 한다.

2. 새로운 절제를 하는 분명하고 굳은 약속을 받는다. 완전한 절제를 할 수 있는 능력을 평가하고, 중독되지 않는 절제된 생활을 유지할 수 없다면 좀더 집중적인 치료를 받을 수 있는 곳으로 의뢰한다.
3. 그 동안 환자의 일상적인 생활에서 버려지고 전혀 볼 수 없었던 체계화된 일상의 일의 중요성을 교육하고, 균형잡히고 체계화 된 일상의 일을 개발하고 실행하도록 돕는다.
4. 일상적이고 체계화된 삶의 일부로서 실패하지 않고 금주 동맹에 참석하도록 격려한다.
5. 금주 동맹 후원자와 재결합하도록 돕는다.
6. 첫 번째 후원자(예를 들면, 첫 번째 후원자가 아주 지지적이면 두 번째 후원자는 보다 직설적이고 직면시키는 사람을 찾아야 한다)와는 다른 두 번째 금주 동맹/금연 동맹 후원자를 찾도록 하고 적어도 1주일에 1번은 기본적으로 두 후원자를 정기적으로 만나도록 권유한다.
7. 재발을 부추기는 사람과 장소의 부정적인 영향을 인식하고, 또한 그런 사람과 장소를 피할 수 있는 방법을 인식하도록 돕는다.
8. 재발에 대한 학습서(예를 들면, *The Staying Sober Workbook*(by Gorski)의 내용을 모두 작성하고 치료자와 함께 그 내용을 다루도록 한다.
9. 회복에 대한 책자나 팸플릿을 읽도록 한다. 그 책자나 팸플릿에서 자신과 연관 있는 항목들을 선택하여 치료자와 함께 그것을 다룬다.
10. 자신의 감정을 인식하고, 처리할 수 있는 능력을 확장시켜서 적절한 시기에 건강한 방법으로 자신의 감정을 표현할 수 있도록 돕는다.

11. *The Golden Book of Resentment*(Father John Doe) 또는 *As Bill Sees It*(Bill Wilson)의 분개에 대한 글을 읽고 자신과 관련이 있다고 여겨지는 3가지 핵심 개념을 선택하여 그 각각의 개념을 치료자와 함께 다룬다.
12. 3년 이상 금주를 유지하고 있는 금주 동맹/금연 동맹 회원들을 만나 그들이 절제를 하기 위해 구체적으로 무엇을 했는지, 그리고 만약 그들이 재발을 했다면 다시 절제의 방향으로 돌아오기 위해 어떻게 했는지 면담 후 자신이 알게 된 것들을 치료자와 함께 다룬다.
13. 완전한 절제로 얻을 수 있는 긍정적인 보상들을 확인하도록 돕는다.
14. 물질 남용으로 돌아갔을 때를 가정하여 "비용–이득 분석" (*자신감에 이르는 십단계* by Burns 참고)를 완성하고 그 내용을 치료자와 함께 다루도록 한다.
15. 술 끊는 약이나 항우울제에 대한 평가를 위해 의사/정신과 의사에게 환자를 의뢰한다.
16. 치료를 위해 정기적으로 침술사에게 환자를 의뢰하고, 그 효과를 추적 관찰(검토)한다.
17. 환자가 지니고 있는 의문에 대답을 해주고, 처방된 약물이나 다른 치료에 대한 순응도 및 부작용을 추적 관찰(검토)한다.
18. 처방한 치료자를 정기적으로 만나 치료의 효과에 대해 상의한다.
19. 재발과 관련이 있어 보이는 행동, 태도, 감정을 목록으로 만들어 그 내용을 치료자와 함께 다룬다.
20. 술을 끊기 위한 첫 번째 시도로부터 현재에 이르기까지에 초점을 맞추어 자서전을 작성하도록 한다. 그리고 나서 자서전을 치료자에게 읽어주어 재발 자극요인들에 대한 피드백을 받는다.

21. 자신에게 중요한 다른 사람으로부터 자신이 물질 사용으로 되돌아가기 이전의 행동이나 태도가 어떠했는지를 기록한 관찰 목록을 모으도록 요구한다. 집단 치료나 개인 치료시간에서 받은 피드백을 다룬다.
22. 각각의 재발에서 보이는 증상의 윤곽은 언제 발생했는지(즉, 발생 년도, 날짜, 중요성) 그리고 무엇이 나타났는지(즉, 자신이나 배우자, 가족, 직업, 사회 활동에 관하여)의 관점에서 환자와 함께 검토한다.
23. 두 번째와 세 번째 단계에서 어떤 장애를 해결하기 위해, 또는 첫 번째 단계를 완성하기 위하여 물질 남용과 회복에 대한 지식을 지니고 있는 목사나 랍비, 사제 또는 다른 정신적 지도자에게 환자를 의뢰한다.
24. 환자에게 *Many Roads, One Journey: Moving Beyond the 12 Steps*(Kasl-Davis) 또는 *Stage II Recovery*(Larsen)을 읽게 하고 그 책의 핵심 개념을 치료자와 함께 다룬다.
25. 스트레스를 줄이는 다양한 방법(즉, 명상, 복식 호흡 등)을 가르치고 그것을 자신의 일상생활 가운데 실행하도록 돕는다.
26. 불쾌한 감정을 다룰 수 있는 방법을 담은 목록을 작성하도록 권유하고 그 목록을 치료자와 함께 다룬다.
27. 각각의 확인된 재발 자극 요인에 대한 두 가지의 대처 전략을 개발하도록 환자를 돕는다.
28. 환자가 자기주장 기술을 개발하도록 돕는다.
29. 재발의 자극 요인으로 작용한 대인관계의 스트레스를 확인하고 해결하기 위하여 공동 치료나 가족 치료를 수행한다.
30. 배우자나 중요한 다른 사람에게 환자의 재발 자극 요인을 가르치고 그들이 어떻게 환자의 금주를 지원할 수 있는지 교육하기 위한

치료시간을 갖는다. 정기적으로 알콜리즘 가족 모임(Alanon)에 참석하도록 격려한다.

31. 절제를 장려하고 재발을 막기 위한 일상적인 의식 행사들(예를 들면, 금주 동맹/금연 동맹 동전 받기, 단계별 연구 모임의 정회원이 되기, 정해진 날짜와 시간에 후원자와 차 마시기)을 개발하고 확립하도록 환자를 돕는다.
32. 금주가 잘 유지되고 있을 때 자신이 무엇을 하고 있었는지 구체적인 것을 확인하기 위하여 간단한 해결-초점 접근 방법을 사용하고, 그렇게 확인된 행동을 선택해서 그 사용을 늘이도록 방향을 잡아준다. 추적 관찰(검토)하고 필요하다면 방향을 재조정한다.
33. *The Boy Who Lost His Way*, *The Prodigal Son*, *Three Little Pigs* (*Stories For the 3rd Ear* by Wallar)와 같은 우화나 소설을 읽고, 금주를 유지하는 것과 연관되는 핵심 개념을 확인하기 위해서 환자와 함께 그 내용을 다루어 본다.
34. 이전의 재발과 관련된 행동, 태도, 감정을 알고 있는 중요한 사람과 함께 환자가 재발 서약서를 작성하고 처리하도록 권유하고, 중요한 사람에게 재발과 관련된 행동, 태도, 감정이 발견되어질 때는 그것이 재발을 경고한다는 것임을 인식하게 한다.
35. 이전에 확인된 구체적인 재발 자극 요인을 정리한 문서화된 사후조치 계획을 개발하고 처리하도록 환자를 돕는다.

__. ____________________

____

__. ____________________

____

__. ____________________

진단적 제안들

축 I :	303.90	Alcohol Dependence(알코올 의존)
	305.00	Alcohol Abuse(알코올 남용)
	304.30	Cannabis Dependence(대마초 의존)
	304.20	Cocaine Dependence(코카인 의존)
	304.80	Polysubstance Dependence(다종물질 의존)
	291.2	Alcohol-Induced Persisting Amnestic Disorder(알코올로 유발된 지속성 기억장애)
	300.4	Dysthymic Disorder(기분 부전증)
	309.81	Posttraumatic Stress Disorder (외상후 스트레스 장애)
	_____	_____
	_____	_____
축 II :	301.7	Antisocial Personality Disorder (반사회성 인격 장애)
	_____	_____
	_____	_____

소아기 외상

행동적 정의

1. 소아기의 신체적, 정서적 학대의 병력.
2. 부모의 물질 의존, 부재 또는 너무 바쁜 이유 등으로 인한 아동들이 신체적, 정서적 방치.
3. 부모가 물질 남용자(또는 정신질환자, 반사회적인 경우 등)라서 자주 이사를 하게 되고 배우자를 학대하며, 보호자의 잦은 대체, 경제적 어려움, 많은 이복형제가 있는 것과 같은 혼돈스런 소아기.
4. 엄격하고, 완벽 주의적이고, 위협적이고, 품위가 떨어지고, 지나치게 비판적이고, 종교적이며, 감정적으로 억압적인 부모에 대한 보고.
5. 고통스러운 소아기 인생의 경험과 관련 있는 불합리한 두려움, 억압된 분노, 낮은 자신감, 정체성 갈등, 우울증 및 불안해 보이는 불안정감이 존재.

6. 소아기의 정서적 고통으로 인하여 비적응적인 대처 기술로 나타나는 행동으로서 해리 현상이 존재. (다중 인격, 정신적 둔주나 기억상실, 황홀 상태, 이인증)

—. ____________________

—. ____________________

—. ____________________

장기 목표

1. 소아기 문제들이 자신의 가족생활에 어떻게 영향을 주었고, 어떤 식으로 지속적인 영향을 미치고 있는지를 인식한다.
2. 과거의 소아기/가족 문제들을 해결하여, 분노와 우울증을 줄인다. 자존심, 안정감, 자신감을 높인다.
3. 과거의 소아기/가족 문제들과 관련된 감정을 방출하여 분노를 줄이고 평온감을 갖도록 한다.
4. 소아기에 고통을 준 사람들을 용서하기 시작하고 그 책임으로부터 자유롭게 한다.

—. ____________________

—. ____________________

—. ____

____

단기 목표들

1. 자신의 가정환경 하에서 성장하는 것이 어떠했는지 표현한다.(1, 2, 3)
2. 각각의 가족 구성원과 서로에 대해서 어떻게 느끼고 어떤 감정을 가지고 있는지 표현해 본다.(2, 3)
3. 가족 내에서 작용한 역할과 그 역할과 관계된 감정을 확인한다.(2, 4)
4. 소아기의 중요한 외상성 사건과 관계된 감정을 확인한다.(2, 5, 6, 13)
5. 부모의 자녀-양육 방식과 관계된 감정을 확인한다.(2, 5)
6. 정서 및 행동 교육의 효과에 대한 이해를 높인다.(5, 6, 7)
7. 자신의 자녀 양육이 소아기 경험에 의해서 어떻게 영향 받고 있는지 확인한다.(6, 8)
8. 개인의 능력을 반영하는 진술을 늘이는 반면 자신이 희생자임을 표현하는 진술을 줄인다.(9, 10, 14)
9. 학대에 대한 책임이 자신에게 없다는 것을 스스로에게 확언할 수 있도록 함으로서 수치감을 줄인다.(7, 11, 12, 13, 14)
10. 사회화를 향상시키고 친밀한 아량을 더 많이 보여줌으로써 다른 사람들에 대한 신뢰 수준을 높인다.(15, 16)
11. 학대에 개입한 모든 사람들을 용서할 수 있는 자기 자신의 긍정적 측면을 인식한다.(17, 18)

12. 자신에게 고통을 준 가해자에 대해서, 자신에게 죄를 뒤집어 씌운 것에 대해서, 또한 수동적 협력자였던 사람들에 대해서 용서의 과정을 시작하고자 하는 바램을 말로 표현한다.(13, 17, 18, 19)
13. 현재와 과거, 핵심을 이루는 문제와 파생적인 문제 모두에 바탕을 두어 근원적으로 가족 내에 존재하는 학대, 무관심, 또는 유기의 형태를 확인한다.(3, 20)
14. 소아기의 정서적 고통을 다루는데 있어서 물질 남용이 지니고 있는 역할을 진술한다.(21)
15. 소아기 외상의 결과에 의해 나타났던 해리 현상을 인식한다.(22, 23)

__. ____

__. ____

__. ____

치료적 중재

1. 자신의 감정을 인식하고 표현할 수 있는 능력을 향상시키기 위하여 개인 치료시간에 지속적인 시선 맞추기, 적극적인 경청, 무조건적 긍정적 보상, 그리고 포근한 받아들임을 통해 적극적으로 환자와 신뢰감을 형성해 나간다.
2. 환자의 고통스러운 소아기 경험을 조사한다.

3. 환자의 가계도 그리고/또는 증상의 경향(윤곽)을 밝히고 가족 내에서 보여지는 역기능의 유형을 인식하도록 돕는다.
4. 가족 내에서 자신의 역할과 그 역할에 대한 감정을 명확히 하도록 돕는다.
5. 환자가 가족 내 학대 또는 무관심(방치)과 관계된 분노와 슬픔, 두려움, 거부(거절)에 대한 감정을 표현하기 시작할 때 지지하고 격려한다.
6. 외상적 소아기 경험과 연관된 기억과 행동, 감정을 기술하는 일지에 자신의 느낌을 기록하도록 지시한다.
7. 환자에게 *It Will Never Happen to Me*(Black), *Outgrowing the Pain*(Gil), *Healing the Child Within*(Whitfield), *Why I'm Afraid to Tell You Who I Am*(Powell)의 책자를 읽어보도록 요구하고, 환자가 얻은 통찰력을 확인한다.
8. 환자의 자녀 양육 태도를 자신이 소아기였을 때의 부모상과 비교해보도록 한다. 또한 우리가 성장하였던 방식을 우리 또한 얼마나 쉽게 반복하는지를 환자가 인식하도록 격려한다.
9. 희생자가 되는 것의 긍정적 측면과 부정적 측면 그리고 생존자가 되는 것의 긍정적 측면과 부정적 측면을 인식하는 과제를 완료하도록 하고, 양 측면이 담기 목록을 치료자와 함께 다룬다.
10. 자기 자신을 희생자로 바라보는 시각에서 벗어나 개인적 능력을 지닌 생존자라는 것을 반영하는 진술을 하도록 격려하고 강화한다.
11. 어머니나 아버지 또는 소아기 외상에 대하여 자신의 감정을 표현할 수 있는 사람에게 편지를 써보도록 지시한다.
12. 학대를 가한 가해자를 환자가 직면하는 공동 치료시간을 갖도록 한다.

13. 학대와 관계있는 중요 인물, 즉 가해자, 또는 형제, 부모를 생각하며 빈의자 훈련을 하도록 환자를 인도한다.
14. 학대에 대한 책임은 학대를 가한 어른들의 몫이지 학대에서 벗어나려 하는 아이(어쩔 수 없이 학대를 받아들일 수 밖에 없는 아이)가 아니라는 것을 지속적으로 반복해서 말하게 하고, 보호하지 못하고 양육하지 않은 어른들 및 가해자들에게 가해의 책임을 분명하게 지우는 진술을 강화한다.
15. 환자에게 대인관계의 신뢰를 형성하기 위하여 할당 확인하기 방법(share-check method)을 교육한다.
16. 환자가 어떤 사람을 믿을만한 사람으로 간주하게 위해서는 적당한 시간을 두고 그 사람의 특성을 평가하는 것이 장점이 있음을 교육한다.
17. 자신을 가해한 어른들을 용서하는 과정을(예를 들어, 과거의 상처받은 마음과 분노를 해소하고 남아있는 문제를 해결하거나 타인에 대한 신뢰의 문을 여는 것 등) 시작하는 것에 대해서(학대를 가한 어른들을 잊어버리거나 친하게 지낼 필요 없이) 자신이 얻는 이로움을 교육한다.
18. 환자에게 *Forgive and Forget*(Smedes), *When Bad Things Happen to Good People*(Kushner)을 읽어보도록 추천한다.
19. 환자로 하여금 상처를 준 가해자에게 용서의 편지를 작성하게 하고 그것을 치료자와 함께 다룬다.
20. 환자가 부모에게 그들의 가족 배경에 대한 것을 물어보도록 하고 부모의 역기능과 관련된 원인과 행동 양상에 대해서 통찰력을 갖도록 한다.
21. 소아기 외상의 감정을 부분적으로나마 대처하는 방법으로써 환자의 물질 남용 행동이 있었는지를 평가한다. 만약 알코올이나 약물

남용이 있었다면 이 책의 "물질 의존" 부분을 참고하도록 한다.

22. 소아기 학대가 노출되어 나타나는 고통으로부터 자신을 보호하기 위한 하나의 현상으로 해리 증상이 지닌 역할을 환자가 이해하도록 돕는다.
23. 발생하는 해리 현상의 심각성을 평가하고 환자 보호를 위해 필요하다면 입원시켜 치료한다.

—. ______________________________

____

—. ______________________________

____

—. ______________________________

____

진단적 제안들

축 I :	300.4	Dysthymic Disorder(기분 부전증)
	296.xx	Major Depressive Disorder(주요 우울 장애)
	300.3	Obsessive-Compulsive Disorder(강박 장애)
	300.02	Generalized Anxiety Disorder(범불안 장애)
	309.81	Posttraumatic Stress Disorder (외상후 스트레스 장애)
	300.14	Dissociative Identity Disorder (해리성 주체성 장애)
	V61.21	Sexual Abuse of Child(995.5, Victim)

	V61.21	Physical Abuse of Child(995.5, Victim)
	V61.21	Neglect of Child(995.5, Victim)
	______	______________________
	______	______________________
축 II :	301.7	Antisocial Personality Disorder (반사회성 인격장애)
	301.6	Dependent Personality Disorder (의존성 인격장애)
	301.4	Obsessive-Compulsive Personality Disorder (강박성 인격장애)
	______	______________________
	______	______________________

만성 동통

행동적 정의

1. 정상적인 치유 과정(6개월 또는 그 이상)을 벗어나 신체 활동을 심각하게 제한할 정도의 통증을 경험함.
2. 정상적인 기능을 쇠약하게 하는 많은 관절과 근육, 뼈에 전반적인 통증을 호소함.
3. 양을 증가시켜 약을 사용하거나 과다 복용하여도 통증 완화에 거의 효과가 없거나 부분적인 효과를 얻음.
4. 긴장성 두통이나 편두통, 군발성 두통, 또는 날마다 만성적인 두통을 경험함.
5. 등이나 목의 통증, 간질성 방광염, 당뇨병성 신경통, 또는 섬유근육통을 경험함.
6. 류마티스 관절염이나 과민성 장증후군으로 간헐적인 통증을 경험함.

7. 직장이나 가정일, 사회활동, 운동, 성행위 또는 다른 즐거운 활동들이 통증 때문에 감소되었거나 중단됨.
8. 신체 증상(예를 들면, 피로감, 야간에 나타나는 발한, 불면증, 근긴장, 신체 통증, 집중력 감소, 기억력 감소)의 증가를 경험함.
9. 우울 증상이나 징후.
10. "이전에 했던 것들을 할 수 없어", "아무도 나를 이해하지 못할 거야", "왜 하필이면 나야?", "언제나 이게 없어지지?" 등의 말을 함.

__. ____

____

__. ____

____

__. ____

____

장기 목표

1. 필요한 통증 관리 기술을 획득하고 이용한다.
2. 일상 기능을 극대화하고 생산적인 직업에 복귀하기 위하여 통증을 조절한다.
3. 통증을 해소하고 새로워진 만족을 얻어서 일상적인 삶의 활동을 수행하는데 기쁨을 얻는다.
4. 통증에서 벗어나는 방법을 찾아낸다.
5. 자신의 만성적인 통증과 화해하고 계속 나아간다.(Hunter)

6. 매일 통증으로 고통 받는 것을 줄여 나간다.
7. 자신의 삶에 대한 조절력을 다시 획득한다.

—. ______________________________

____

—. ______________________________

____

—. ______________________________

____

단기 목표들

1. 만성적인 통증의 특성과 병력을 기술하고 그 원인을 이해한다.(1)
2. 통증이 일상생활에 어떤 영향을 미쳤는지 확인한다.(1, 2)
3. 만성적인 통증을 경험함으로서 동반되어 나타나는 기분과 태도의 변화를 말로 표현한다.(1, 3)
4. 통증의 또 다른 원인이 있는 것은 아닌지, 새로운 치료의 가능성이 있는 것은 아닌지 배제하기 위하여 충분한 의학적 검사를 시행한다.(4)
5. 통증 관리 또는 재활 프로그램을 위한 의뢰를 시행한다.(5, 6, 7)
6. 통증이나 두통 관리를 위한 프로그램을 성공적으로 완수하겠다는 구두 서약을 한다.(8)
7. 만성적인 통증이나 두통 상태를 다루는데 있어서 전문적인 의사로 하여금 약물 치료에 대한 충분한 조사를 시행하도록 한다.(9, 10)
8. 통증을 자신의 것으로 받아들이는 진술을 말로 표현한다.(11, 12)

9. 통증에 대한 증가된 이해를 말로 표현한다.(13, 14)
10. 비두통성 통증의 구체적인 자극 요인들을 확인한다.(15, 16, 17)
11. 두통의 원인과 자극 요인들을 확인한다.(16, 17, 18)
12. 자신의 삶에서 "통증의 춤"의 단계들을 확인한다.(16, 17, 19, 20)
13. 정신-신체의 연관성에 대한 지식을 증가시킨다.(14, 21, 22, 23)
14. 신체적 스트레스와 정서적 또는 정신적 스트레스 사이의 연관성에 대해서 더 많은 것을 배우기 위해 교육 그룹이나 수업에 참석한다.(23)
15. 근 긴장과 통증 수준을 낮추기 위하여 이완 요법의 사용을 실행한다.(24, 25, 26)
16. 긴장과 통증을 낮추기 위하여 요가나 약물을 이용한다.(27, 28)
17. 일상적인 활동 시간에 신체 운동을 포함시킨다.(29, 30, 31)
18. 통증이 삶의 초점이 되고, 근간을 형성하는 자신의 역기능적 태도를 확인한다.(32, 33, 34)
19. 통증에 대하여 이전보다 더욱 건강하고 새로운 태도를 말로 표현한다.(32, 35)
20. 기분을 좋은 상태로 유지하고 치유를 증진시키기 위하여 유머를 의식적으로 사용하도록 한다.(36)
21. 의사 방문 그리고/또는 진통제에 대한 의존도를 낮추기 위하여 대안적인 통증 치료법(예를 들면, 최면이나 침술, 또는 근육 치료)의 사용 여부를 검토한다.(37)
22. 건강을 향상시키는 적절한 식사의 변화를 꾀한다.(38, 39)
23. 이미 알고 있는 즐거운 활동들의 회수를 증가시킨다.(40)
24. 자신의 삶을 관리하는데 더욱 적극적일 수 있도록 자기주장적 행동들의 회수를 증가시킨다.(41)
25. 무력감과 분노, 우울증을 조장하는 부정적인 자기-독백을 확인한

다.(42, 43)

26. 능력과 자기-승인, 기쁨을 촉진하는 긍정적인 자기-독백을 말로 표현한다.(42, 44, 45)
27. 부정적인 테이프들과 그것들을 대체해야할 새로운 긍정적인 테이프들을 확인한다.(46)
28. 일상생활에서 발생하는 스트레스의 근원을 확인한다.(47, 48)
29. 스트레스의 충격이나 신체 건강에 대한 영향을 줄이기 위하여 적용할 수 있는 스트레스-대처 단계들을 말로 표현한다.(49)
30. 현실적이고 철저한 재발 방지 계획을 작성한다.(50, 51, 52)

___. ____

____

___. ____

____

___. ____

____

치료적 중재

1. 만성적인 통증의 병력과 현재의 상태에 대한 정보를 얻는다.
2. 통증에 적응하면서 발생한 사회적, 직업적, 가족적, 그리고 친밀함의 역할에 나타난 변화들을 조사한다.
3. 만성적인 통증에 대한 환자의 감정 반응을 조사한다.
4. 미처 진단이 내려지지 않은 어떤 질환이 있는 것은 아닌지 배제하고 더 나은 치료 방법들을 찾아보기 위해서 정밀 검사를 시행할 수

있는 의사 또는 클리닉에 환자를 의뢰한다.

5. 환자에게 이용 가능하고 자신을 위해서 어떤 것이 최선의 방법인지 결정하도록 돕기 위하여 통증 관리 전문가 또는 재활 프로그램 선택에 대한 정보를 제공한다.
6. 환자의 선택에 따라 통증 관리 전문가 또는 재활 프로그램에 환자를 의뢰한다.
7. 치료자가 프로그램 스텝으로부터 프로그램 과정에 대한 최신 정보를 정기적으로 얻기 위하여 그리고/또는 서비스를 조정하기 위하여 환자 자신이 적절한 공개를 허용한다는 내용에 사인하도록 요구한다.
8. 통증 관리 전문가나 두통 클리닉, 또는 재활 프로그램에 협조한다는 구두 서약을 환자로부터 이끌어낸다.
9. 만성 동통이나 두통을 전문으로 하는 의사에게 환자의 약물치료에 대한 검토를 의뢰함을 설명하고 적절한 의사에게 소개한다.
10. 평가를 마친 후 약물 치료에 관한 권유에 대하여 의사와 의논한다.
11. 환자가 통증을 자신의 것으로 받아들이지 못하게 하는 자기 방어를 깨닫도록 돕는다.
12. 통증을 자신의 것으로 받아들이는 진술을 환자로부터 이끌어낸다.
13. 환자에게 재활 대 생물학적 치유, 보존적 치료 대 적극적인 의학적 치료개입, 급성 통증 대 만성 통증, 양성 통증 대 비양성 통증, 완치 대 관리에 대한 중요 개념과 함께 약물의 적절한 사용, 운동과 자기-조절 기법의 역할 및 기타 등등을 교육한다.
14. 환자에게 *Pain*(Fields), *The Culture of Pain*(Morris), 또는 이와 유사한 책들을 읽게 하고, 읽으면서 얻은 중요 개념/통찰을 치료

자와 함께 다루도록 한다.

15. 환자로 하여금 *Making Peace With Chronic Pain*에 실린 "통증 유발 요인을 확인하기"라는 부분을 읽어보게 하고, 자신의 상황에 적용되는 자극 요인을 목록으로 만들어 그것을 치료자와 함께 다루도록 한다.
16. 통증이 발생한 요일의 시간과 그때 자신이 무엇을 하고 있었는지 통증의 정도, 통증을 완화시키기 위해 어떻게 했는지를 기록하는 통증 일지를 작성하도록 환자에게 요구한다.
17. 통증의 유발 요인과 특성 및 어떤 중재적 개입이 통증의 회수와 지속시간, 심한 정도를 완화시키는데 도움이 되었는지에 대한 통찰력을 키우기 위하여 환자와 함께 통증 일지를 다룬다.
18. *Taking Control of Your Headaches*(Duckro, Richardson, and Marshall)에 실린 "원인과 자극요인"에 관한 부분과 National Headache Foundation에서 얻을 수 있는 이와 유사한 정보를 읽어보도록 지시한다.
19. 환자에게 통증을 춤(*Making Peace With Chronic Pain* by Hunter)으로 비유한 의미를 알게 하고 자신의 삶을 따라 움직이는 그 춤의 특정 단계들을 확인하기 위한 작업을 시행한다.
20. 현재 자신에게 나타나는 춤의 단계들을 변경하거나 전혀 새로운 춤을 고안하도록 격려한다.
21. 환자에게 *Peace, Love and Healing*(Siegel), *The Mind/Body Effect*(Benson) 또는 신체-정신 연결에 대한 통찰력을 얻을 수 있는 그와 유사한 작품을 읽어보도록 권유한다.
22. 만성적인 통증과 만성적인 스트레스 사이의 연관성을 깨닫기 위해서 노력을 시작하는 환자를 돕는다.
23. 전인적 치료(holistic healing)와 관계가 있는 수업이나 세미나에

환자가 참석하도록 격려한다.

24. 환자에게 이완 요법(예를 들면, 호흡 훈련, 초점이 되는 단어나 문구를 이용하기, 점진적인 근육 이완, 안전한 장소를 만들기, 긍정적인 상상)을 교육한다.
25. 환자에게 매일 일상적으로 할 수 있는 이완 테이프와 비디오 그리고 그 밖의 것들을 이용하도록 격려한다. 특별히 D. Kobialka의 "Pachelbel' s Canon"을 권유한다.
26. 이완 기술을 향상시키기 위하여 환자를 바이오피드백 훈련에 의뢰하여 수행하도록 한다.
27. 환자에게 *How to Meditate*(LeShan)을 읽게 하고 난 후 일상생활에서 중재를 실행하도록 돕는다.
28. 초보자를 위한 요가 수업에 환자를 의뢰한다.
29. 환자가 정기적인 운동의 필요성을 인식하도록 돕는다.
30. 환자 각 개인에 맞게 고안되고 자신의 주치의로부터 승인받은 운동 프로그램을 개발하기 위하여 환자를 운동 클럽이나 신체 치료자에게 의뢰한다.
31. 일상생활 가운데 운동을 실행해 나가도록 환자를 격려하고 그 결과를 검토하면서 체계적으로 정착할 수 있도록 지속적인 격려를 제공한다.
32. *Managing Pain before It Manages You*(Caudill)의 6장 ("The Power of the Mind") 및 7장 ("Adopting Healthy Attitudes")를 읽도록 하고. 책을 읽고 난 후 얻은 중요 개념을 다룬다.
33. *Managing Pain before It Manages You*(Caudill)에서 역기능적 태도(DAS) 척도의 문항을 작성하도록 하고 그 결과를 치료자와 함께 다룬다.
34. 몇몇 친구와 친척, 기타 누군가로부터 그들이 환자를 바라보는 부

정적 태도의 관점에서 피드백을 얻도록 하며, 환자와 같이 피드백을 다루고 가능한 변화를 확인한다.

35. 통증에 대한 환자의 부정적 태도를 직면시키고 좀더 긍정적이고 건설적인 태도로 대체하도록 돕는다.
36. 환자가 자신의 일상생활 가운데 유머를 찾을 수 있는 여유를 가지도록 돕는다. 유머가 넘치는 교육테이프, Dr. Seuss, 농담을 이야기하기 및 매주 한 두 편의 코미디 영화를 감상하도록 환자에게 지시함으로서 유머의 증가를 도모한다.
37. 의사와 약물을 대신할 수 있는 침술이나 최면 또는 근육치료(치료 목적의) 마사지 등과 같은 대안적 방법을 조사한다.
38. 식사와 영양 패턴에 관한 자문의뢰를 위하여 다이어트 전문가에게 의뢰한다.
39. 다이어트 전문가에게 의뢰한 결과를 확인하고 환자가 이룰 수 있는 변화와 이런 변화를 실행하는데 있어서 그 시작을 어떻게 하는지 알아본다.
40. 자신에게 즐거운 활동의 목록을 만들도록 요구한다. 그 후 목록을 치료자와 함께 다루어 보고 선택되어진 즐거운 활동의 회수를 늘이는 계획을 개발한다.
41. 자기주장 기술을 훈련시키거나 강의와 지도를 통해 자기주장 기술을 교육하고 향상시키는 그룹 모임에 환자를 의뢰한다.
42. 10개의 인지적 왜곡을 설명하고 있는 "당신도 느끼는 방식을 바꿀 수 있다."라고 이름 지어진 *The Feeling Good Handbook* (Burns)의 장을 읽어보도록 한다.
43. 우울증, 무기력감, 그리고/또는 분노를 조장하는 자신의 왜곡된 자동적 사고들을 확인하도록 돕는다.
44. *자신감에 이르는 십단계*(Burns)의 두 번째 단계인 "생각하는 대

로 느낀다."의 쓰기 연습을 완수하도록 지시한다. 연습이 끝나면 함께 다루어 본다.

45. 부정적이고 왜곡된 사고를 긍정적이고 현실에 바탕을 둔 사고로 대체하도록 환자를 돕는다.
46. 환자가 낡은 테이프를 알도록 돕기 위해 교류작용 분석의 접근법을 사용하고, 그 접근법을 이용하여 낡은 테이프를 지우거나 새롭고 건강한 테이프의 생산을 시작한다.
47. 일상생활 가운데 자신이 느끼는 스트레스 요인을 목록으로 만들도록 요구하고 그 목록을 치료자와 함께 다룬다.
48. 스트레스에 대한 전반적인 인식을 돕기 위하여 많은 종류의 내부적, 외부적, 그리고 가족 내의 스트레스 요인을 환자에게 교육한다.
49. 내부적, 외부적 그리고 가족 내의 주요 스트레스 요인을 환자가 효과적으로 대처할 수 있는 구체적인 방법을 확인하도록 돕는다.
50. 통증-자극 요인 및 스트레스-자극 요인을 확인하고 각각을 다루는 구체적인 방법에 특별한 중점을 두고 있는 문서화된 재발 방지 계획을 환자가 개발하도록 돕는다.
51. 환자와 함께 재발 방지 계획을 검토하고 조사하여, 적절한 수준의 사고나 계획이 약하거나 부족한 부분에 대해서는 방향을 재조정하거나 강화시켜 준다.
52. 계획의 실행과 지지, 피드백에 대한 도움을 얻기 위해서 환자의 지지 체계의 한 부분이 되어줄 수 있는 사람들과 재발 방지 계획을 공유하도록 지시한다.

__. ______________________________________

____

__. ______________________________________

진단적 제안들

축 I :	307.89	Pain Disorder Associated with Both Psychological Factors and an Axis III Disorder (심리적 요인과 III축 질환의 두 요소와 연관이 있는 동통 장애)
	307.80	Pain Disorder Associated with Psychological Factors(심리적 요인과 연관이 있는 동통 장애)
	300.81	Somatization Disorder(신체화 장애)
	300.11	Conversion Disorder(전환 장애)
	296.3	Major Depressive Disorder, Recurrent (주요 우울장애, 재발성)
	300.3	Obsessive-Compulsive Disorder(강박 장애)
	302.70	Sexual Dysfunction NOS (달리 분류되지 않는 성기능 장애)
	304.10	Sedative, Hypnotic, or Anxiolytic Dependence (진정제, 수면제 또는 항불안제 의존증)
	304.80	Polysubstance Dependence(다종 물질 의존증)
	____	____
	____	____

인지적 결핍

행동적 정의

1. 유연하지 않은 사고 또는 추상적 사고의 결함.
2. 행동의 결과에 대한 통찰력 상실 또는 판단력의 장애.
3. 단기간 또는 장기간의 기억장애.
4. 복잡하거나 연속적인 지시를 수행하는데 있어서 장애.
5. 시간, 장소, 사람에 대한 지남력의 장애.
6. 주의 산만.
7. 사회적 관습을 침해하는 충동적인 행동.
8. 회화 및 언어 장애.

—. ____

____

—. ____

____

__. __________________________

____

장기 목표

1. 인지 장애의 정도와 원인을 정확히 알아낸다.
2. 인지 기능의 한계를 보상하기 위한 대안적인 대처 전략을 개발한다.

__. __________________________

____

__. __________________________

____

__. __________________________

____

단기 목표들

1. 신경학적 결함과 연관 있어 보이는 모든 증상들을 기술한다.(1, 2)
2. 신경심리 검사에 협조하고 환수하도록 한다.(3, 4)
3. 신경학적 검사를 시행한다.(5)
4. 인지 기능의 한계를 이해하고 받아들이며, 대안적인 대처 방안을 사용한다.(6, 7)

5. 인지 장애를 수용하는 것과 관련하여 자신의 감정을 말로 표현한다.(8)
6. 간단한 연속 작업을 수행할 수 있는 능력을 증명해 보인다.(9)
7. 기억력을 향상시키는 기법을 이행한다.(9, 10)
8. 작업에 대한 도움을 언제 청하는 것이 적절하고 언제 그렇지 않은지를 확인한다.(6, 11)
9. 필요할 때 자신을 지도하고 감독해줄 수 있는 주변 사람 중에서 누구를 더 선호하는지 이야기한다.(12)
10. 날마다 감독자로서의 접촉을 언제 해줄 수 있고 누가 해줄 수 있는지에 대한 계획을 작성한다.(13)

__. ______________________________

____

__. ______________________________

____

__. ______________________________

____

치료적 중재

1. 신경학적 장애의 가능성이 많은 징후와 증상들을 조사한다(기억력, 협응력, 추상적 사고, 회화와 언어, 실행 기능, 지남력, 판단력의 장애, 주의력, 두통, 어지러움, 흐린 시야 등).
2. 개인 치료시간에 인지적 행동을 평가하고 검토한다.
3. 인지적 결함의 특징과 정도를 결정하기 위하여 환자가 심리 검사

를 받도록 준비한다.

4. 인지적 결함의 특징과 범위, 가능한 원인을 결정하기 위하여 적절한 심리 검사(예를 들면, Wechsler Adult Intelligence Scale-III, Booklet Category Test, Trailmaking, Halstead-Reitan Battery, Michigan Neurological Battery, Luria-Nebraska Battery, Wechsler Memory Scale, Memory Assessment Scales)를 시행한다.
5. 적절하다면 기질적인 결함과 가능성 있는 원인을 좀더 평가하기 위하여 신경과 의사에게 의뢰한다.
6. 검사 결과를 심리학자와 상의하고, 검사 결과를 바탕으로 해서 적절한 목표를 설정한다.
7. 환자가 자신의 한계를 이해하고 받아들이도록 돕는다.
8. 인지 장애와 연관된 우울감과 불안감이 있는지 조사하고 격려와 지지를 보낸다.
9. 환자가 완수할만한 적절한 연속 작업을 부여하고, 인지 능력을 평가하기 위해서 필요하다면 작업을 재조정한다.
10. 기억력을 향상시키는 활동/운동(예를 들면, 십자말 퍼즐이나 카드놀이, 텔레비젼 게임 쇼)과 기억력 상실에 대한 대처 전략(예를 들면, 목록 만들기, 일상화하기, 표시하기 등)을 활용하도록 하고 그 효과를 검토한다.
11. 환자가 도움을 청할 적절한 시점에 대하여 환자 및 환자의 주요 주변 인물과 상의하여 정한다.
12. 주변 인물 중에서 환자를 정기적으로 감독해 줄 수 있는 수용적인 사람이 누구인지 확인하도록 돕는다.
13. 감독자로서 접촉하는 사람과 시간에 대하여 환자와 함께 문서로 된 계획을 세운다.

__. ____

____

__. ____

____

__. ____

____

진단적 제안들

축 I :	310.1	Personality Change Due to (Axis III Disorder) (III축 질환으로 인한 성격의 변화)
	294.8	Dementia NOS (달리 분류되지 않는 치매)
	294.1	Dementia Dut to (Axis III Disorder) (III축 질환으로 인한 치매)
	291.2	Alcohol-Induced Persisting Dementia (알코올로 유발된 지속성 치매)
	291.1	Alcohol-Induced Persisting Amnestic Disorder (알코올로 유발된 지속성 기억장애)
	294.8	Amnestic Disorder NOS (달리 분류되지 않는 기억장애)
	303.90	Alcohol Dependence (알코올 의존증)
	304.30	Cannabis Dependence (대마초 의존증)
	294.0	Amnestic Disorder Due to (Axis III Disorder) (III축 질환으로 인한 기억장애)

	294.9	Cognitive Disorder NOS (달리 분류되지 않는 인지장애)
	______	______________________________
	______	______________________________
축 II :	301.83	Borderline Personality Disorder (경계선 인격장애)
	301.7	Antisocial Personality Disorder (반사회성 인격장애)
	301.0	Paranoid Personality Disorder (편집성 인격장애)
	301.81	Narcissistic Personality Disorder (자기애성 인격장애)
	301.9	Personality Disorder NOS (달리 분류되지 않는 인격장애)
	______	______________________________
	______	______________________________

의존성

행동적 정의

1. 자립할 수 있는 능력이 없고, 지속적으로 부모에게 재정적 지원, 주거, 보살핌을 의존함.
2. 한 관계가 끝나면 곧 바로 다른 친밀한 관계를 시작하는 경우가 많음.
3. 가까운 관계가 끝이나 혼자 남아 있게 되는 상황에 직면이 되면 공황, 공포, 무기력감을 심하게 경험.
4. 비판에 대해 쉽게 상처받고 다른 사람을 기쁘게 하려는데 집착.
5. 다른 사람으로부터 반복적인 안심과 확인을 받지 않으면 어떤 행동을 시작하거나 일의 결정을 하지 못함.
6. 버림을 받는 것에 대한 잦은 공포.
7. 자기 가치, 행복, 성취의 모든 감정이 관계에서 유래.
8. 신체적으로 학대를 받아도 끊지 못하는 관계가 최소한 두 가지 이

상 존재.
9. 거절당하는 것이 두려워 타인에게 반대를 못함.

__. ____
____
__. ____
____
__. ____
____

장기 목표

1. 자신의 욕구를 채울 수 있고, 혼자 있는 것을 견딜 수 있도록 자신에 대한 확신감을 갖도록 한다.
2. 건강한 독립과 건강한 의존 사이의 균형을 유지한다.
3. 자신의 욕구를 채우고, 확신을 가지고 자기주장을 연습하는 동안 관계에 대한 의존성을 줄여 나간다.
4. 견고한 개인의 자아 경계를 확립하고 자기 가치를 증진시킨다.
5. 학대받는 관계로부터 영원히 벗어난다.
6. 부모에 대한 감정적, 경제적 의존에서 벗어난다.

__. ____
____
__. ____
____
__. ____

단기 목표들

1. 관계 속에서의 감정적 의존의 방식을 기술한다.(1)
2. 의존에 대해 증가된 인식을 말로 표현한다.(2, 3)
3. 다른 사람의 기대를 만족시키기 위해 자신이 애써 노력하는 무의식적인 습관에 대하여 통찰력을 얻고 그것을 말로 표현하다.(2, 4, 5, 6)
4. 감정적, 사회적 욕구를 확인하고 명료화한다.(7)
5. 자신의 욕구를 충족하기 위한 시도를 증가시킨다.(2, 7, 8, 11)
6. 자신의 의견을 말로 표현한 경우를 보고한다.(9, 10, 11)
7. 타인의 요구를 거절하는 일을 늘인다.(5, 13)
8. 비난에 대해 민감성이 둔화되었음을 말로 표현한다.(4, 5, 12, 13, 14)
9. 자신을 위해 타인이 뭔가를 하도록, 또 주는 것 없이 받은 경우에 대해서 보고한다.(2, 15)
10. 타인에 대한 책임감을 줄이는 동안 증가된 자기책임감을 말로 표현한다.(16, 17, 18, 20, 21)
11. 자기 경계와 그것이 침범되었을 때에 대한 증가된 인식을 말로 표현하다.(17, 19, 21)
12. 타인과의 경계를 명확히 말로 표현하는 것을 증가시킨다.(9, 11, 20, 21, 22)
13. 적절한 시간 내에 자기 확신을 가지고 결정을 내리는 빈도를 증가시킨다.(4, 5, 10, 11, 23)

14. 자신에 대한 긍정적인 사항을 나열한다.(24, 25)
15. 자기주장, 혼자 있는 것, 개인의 책임 경계와 관련 있는 왜곡된 자동적 사고를 확인한다.(26, 27)
16. 왜곡된 인지적 메시지를 대신하는 긍정적이고, 현실에 기초한 혼잣말을 표현하게 한다.(24, 28)
17. 음주 상대자와 함께 의존의 악순환을 끊기 위한 시도를 강화하기 위해 알콜리즘 가족 모임에 참석한다.(29)
18. 학대적인 상대자와의 관계를 끊기 위한 계획을 세우고 치료자의 조언에 따라 계획을 이행한다.(30, 31, 32)

__. ____
____

__. ____
____

__. ____
____

치료적 중재

1. 현 관계의 근원이 되고, 가족 내에서의 요구가 충족되지 못하여 비롯된 감정적 의존의 개인력을 조사한다.
2. 환자가 *Codependent No More* (Beattie), *Women Who Love Too Much* (Norwood), 또는 *Getting Them Sober* (Drews)를 읽도록 한다. 주요 생각을 함께 다룬다.
3. 의존의 가족적 유형에 관하여 또한 현재의 관계에서 그것들이 어

떻게 반복되는지에 대하여 환자의 인식이 증가하도록 가족의 genogram을 만든다.

4. 감정적으로 버림받은 경험의 기원에 대해 가족을 조사한다.
5. 타인을 실망시키는 것을 두려워하게 된 기원을 확인하도록 돕는다.
6. *Friedman의 우화* 속에 나오는 "다리"라는 제목의 우화를 환자와 함께 읽고 그 의미를 알아본다.
7. 감정적, 사회적 욕구를 나열하도록 하고, 그것들을 가능하게 하는 방법들을 목록화하여 그 목록을 같이 다룬다.
8. 환자에게 스스로 자신을 돌보기 시작할 수 있는 방법을 나열하게 한다. 그리고 나서 지금 바로 시작할 수 있는 두 세 가지의 방법을 확인하고, 그렇게 실행하도록 환자의 동의를 구한다. 이후 일을 수행하는 동안 자신에 대한 감정의 변화를 조사한다.
9. 하루 동안 자신의 마음을 말로 표현하도록 하고 치료자와 함께 그 결과를 다룬다.
10. 자기주장을 훈련시키거나 강의나 숙제를 통해 자기주장의 기술을 교육받고 촉진하는 모임에 환자를 보낸다.
11. 자기주장 혹은 자립의 모든 신호들에 대해 말로 강화해준다.
12. 일주일 동안 과다한 설명없이 싫다고 말하는 것을 과제로 내주고 치료자와 함께 이를 검토한다.
13. *When I Say No I Feel Guilty* (Smith)를 읽도록 과제를 내준다.
14. 비난에 대한 환자의 민감성에 대해 조사하고 이것을 받아들이고 처리하고 반응하는 새로운 방법을 개발하도록 돕는다.
15. 타인이 자신을 위해 일을 하도록 허락하고, 주는 것 없이 받도록 환자에게 과제를 내준다. 이러한 과제와 관련된 과정과 감정들을 검토한다.

16. 매일의 생활에서 자립의 정도를 증가시키는 방법을 확인하고 시행하도록 환자를 돕는다.
17. 타인의 행동과 감정에 대해 책임을 느끼지 않는 새로운 경계를 발달시키도록 환자를 돕는다.
18. 관계 속에서 자립을 증가시키는 방법을 찾는데 초점을 맞추어 환자에게 중요한 사람과 함께 공동 치료 모임을 갖는다.
19. 자신과 타인에 대해서 책임을 져야 할 경계선과 관련해서, 그리고 자신이나 타인으로 인해서 그 경계가 깨어지는 것을 인식하는 순간을 매일 일지로 기록하도록 한다.
20. *Where You End and I Begin* (Katherine)을 읽도록 하고 치료자와 함께 그 책의 주요 개념을 조사한다.
21. *A Gift To Myself* (Whitfield)라는 책에서 경계와 한계를 설정하는 내용의 장을 읽도록 하고 이 장의 한 부분인 개인의 경계에 대해 자세히 조사한다. 주요 개념과 조사의 결과를 치료자와 함께 살펴본다.
22. 자신에 대한 경계와 한계를 정하도록 환자를 강화시킨다.
23. 환자가 결정을 회피하는 것을 직면시키고 결정을 내리는 과정을 격려한다.
24. 긍정적인 태도와 성취에 대한 항목을 개발해 나가도록 환자를 돕는다.
25. 하루를 시작하는 시간에 혼자서 매일 5~10분 정도 자기 확신을 하는데 초점을 맞추어 생각하도록 한다.
26. 자기주장, 혼자 있는 것, 타인의 요구를 충족시키지 않는 것에 대한 환자의 왜곡되고 부정적인 자동적 사고를 조사하고 확인한다.
27. 타인에게 의존하는 것에서부터 점차 독립적이 되는 것과 관련하여 자신이 느끼는 타인의 감정에 대한 두려움을 조사하고 명료화

한다.

28. 왜곡되고, 부정적인 독백을 대신할 긍정적이고 현실에 기초한 생각을 발달시키도록 환자를 돕는다.
29. 알콜리즘 가족 모임이나 다른 자조 모임에 환자를 보낸다.
30. *The Verbally Abusive Relationship* (Evans)를 읽도록 하고, 치료자와 함께 읽으면서 알게된 주요 개념과 인식을 조사한다.
31. 보호소에 의뢰한다.
32. 특정 가정 폭력 프로그램에 의뢰하고, 이 프로그램에 환자가 지속적으로 참석하도록 관찰하며 격려한다.

__. ____

__. ____

__. ____

진단적 제안들

축 I :	300.4	Dysthymic Disorder(기분 부전증)
	V61.1	Physical Abuse of Adult(995.81,Victim) (성인의 신체적 학대)
	____	____________________
	____	____________________

축 II : 301.82 Avoident Personality Disorder
(회피성 인격장애)
301.83 Borderline Personality Disorder
(경계선 인격장애)
301.6 Dependent Personality Disorder
(의존성 인격장애)

______ ______________________________

______ ______________________________

우울증

행동적 정의

1. 식욕의 저하.
2. 우울한 정동.
3. 흥미 또는 즐거운 활동의 감소.
4. 정신운동성 초조 혹은 지체.
5. 불면 혹은 과다수면.
6. 활력의 저하.
7. 집중력 저하와 우유부단함.
8. 사회적 위축.
9. 자살 사고 그리고/또는 행동.
10. 무기력감, 무가치감, 부적절한 죄책감.
11. 낮은 자신감.
12. 해결되지 않은 애도 반응들.

13. 기분과 관련된 환각 혹은 망상.
14. 우울증 약을 복용한 적이 있거나 입원을 했거나 외래를 다니거나 전기 충격요법을 받은 적이 있는 만성 혹은 재발성 우울증의 과거력.

__. ____
____

__. ____
____

__. ____
____

장기 목표

1. 우울한 기분에서 벗어나 이전의 효과적인 기능을 수행하도록 한다.
2. 우울감을 인식하고 받아들이고 대처하는 능력을 발달시킨다.
3. 자신과 세상에 대한 건강한 인식과 믿음을 발달시킴으로써 우울 증상을 완화시킨다.
4. 기분을 정상화시키고 이전의 적응적인 기능 수준을 회복하기 위해 상실에 대해 적절한 애도를 한다.

__. ____
____

__. ____
____

—. ____

____

단기 목표들

1. 경험했던 우울증의 징후와 증상을 기술한다.(1, 3)
2. 우울한 기분의 근원을 가능한 확인하고 말로 표현한다.(2, 3)
3. 과거의 고통이나 상실과 관련된 실망감을 함께 논의하는 치료시간에 슬픔을 경험한다.(3, 4)
4. 인생 초반기의 경험과 관련된 상처, 실망, 수치감, 분노에 대한 감정을 표현한다.(3, 4, 5, 6)
5. 우울한 기분과 분노, 상처, 슬픔 등의 감정을 억압하는 것과 관련해서 그 연관성을 이해하고 말로 표현한다.(5, 6)
6. 의사가 처방한 약을 제 시간에 맞게 복용한다.(7, 8)
7. 약물의 효과와 부작용에 대해서 잘 보고한다.(8)
8. 우울감의 정도와 항우울제 복용의 필요성과 자살 예방책의 필요성을 평가하기 위한 심리 검사를 한다.(9)
9. 자살 시도의 과거력이나 현재 느끼고 있는 자살 충동에 대해 말로 표현한다.(9, 10)
10. 우울증을 심화시키는 인지적 독백을 확인한다.(11)
11. 우울감과 그런 기분을 일으키는 생각과 관련된 각각의 상황을 포함해서 역기능적 사고 기록지를 매일 기록한다.(11, 12, 30)
12. 부정적이고 패배적인 혼잣말을 보다 현실적이고 긍정적인 인지적 내용의 말로 대체하여 표현한다.(12, 13, 30)
13. 자신에게 해가 되는 생각을 더 이상 언급하지 않는다.(14, 15)

14. 타인으로부터 가능한 조언을 듣지 말고, 스스로 자신을 꾸미고 청결하게 한다는 증거를 매일 보여준다.(16)
15. 자신에 대해 긍정적인 말을 하도록 하고 삶의 스트레스를 대처할 능력을 기른다.(13, 17)
16. 미래에 대해 희망적이고 긍정적인 말을 하도록 한다.(13, 17, 18)
17. 우울증을 극복하기 위한 행동적 전략을 이용한다.(19, 20, 21)
18. 증가된 활력과 흥미를 반영하는 신체적인 오락 활동에 참여한다.(19, 21)
19. 사회적 접촉에 참여하고 욕구와 욕망에 대한 의견을 교환한다.(19, 22)
20. 우울증에 기여하는 해결되지 않은 슬픈 생각을 말로 표현한다.(23)
21. 우울증을 극복하기 위한 책을 읽는다.(24)
22. 대인관계의 불화를 해결하고 원하는 것과 욕구와 기대를 알게 도와주는 긍정적인 갈등 해결책을 이용한다.(25, 26)
23. 욕구와 욕망 기대를 표현하는 자기주장적 행동의 빈도를 늘인다.(22, 27)
24. 부정적 자기 묘사의 빈도를 줄이고 긍정적인 자기 묘사의 빈도를 늘인다.(17, 28, 29)
25. 우울 감정을 유발하는 왜곡된 부정적 사고와 인식이 발동하는 경우를 명료화하기 위해 매일의 경험, 사고, 감정을 일지로 기록한다.(30)
26. 우울증을 감소시키는 기술로서 규칙적인 운동 처방을 시행한다.(31, 32)

__. ____

____

___. ______________________________

____

___. ______________________________

____

치료적 중재

1. 환자의 매일 생활에 있어서 우울증이 어떻게 경험되는지 조사한다.
2. 환자가 무엇에 대해 우울해 하는지 항목을 작성하고 치료자와 함께 그 항목을 검토한다.
3. 환자의 우울 감정을 명확히 하고 그 원인에 대한 통찰력을 얻기 위해 우울 감정을 공유하도록 격려한다.
4. 현재의 우울 상태에 영향을 주는 환자의 소아기 경험을 조사한다.
5. 현재의 우울 상태에 영향을 주는 환자의 소아기에 가해진 고통과 관련된 분노감을 공유하도록 격려한다.
6. 이전에 표현되지 않은(억압된) 분노감(그리고 무기력감)과 현재의 우울 상태와의 관련성을 설명한다.
7. 기질적 원인을 배제하기 위해 신체적 이학적 검사를 받도록 하고, 항우울제의 사용이 필요한지 평가하고, 적절하다면 처방을 받도록 조정한다.
8. 기능하는 수준을 보아서 약의 효능과 순응도를 평가하고 검토한다.
9. Beck Depression Inventory, Minnesota Multiphasic Personality Inventory-2, Modified Scale for Suicidal Ideation, 혹은 다른 객

관적인 평가 도구를 이용해서 감사받도록 한다. 결과를 평가하고 환자에게 피드백을 준다.

10. 자살 충동과 행동의 과거력과 현재 상태를 조사한다.(만약, 자살 위험도가 높다면 이 책의 '자살 사고에 대한 개입' 부분을 보라)
11. 절망감 무기력감을 강화시키는 인지적 내용에 대한 인식을 발달시키도록 돕는다.
12. 우울감과 우울증을 촉발하는 역기능적 사고와 관련된 각각의 상황을 기록하고, 그 일지를 쓰도록 한다. 그리고 나서 각각의 역기능적 사고를 논리적이고, 현실적인 논박을 통하여 긍정적이고 정확한 사고로 이를 대신한다.
13. 자기 확신을 증가시키고 적응적 행동을 증가시키는 긍정적이고 현실에 바탕을 둔 인지적 내용을 강화한다.
14. 자살의 가능성을 평가하고 검토한다.
15. 환자가 자해할 위험이 있다고 판단될 때, 필요하다면 입원을 하도록 한다.
16. 매일 환자의 외모와 위생 상태를 조사하고 재조정한다.
17. 자기 자신과 미래에 대한 긍정적인 확언을 최소한 한 가지 이상 매일 적도록 한다.
18. 우울증에 대해서 더 자세하게 교육하고, 일부 슬픔은 정상적인 수준의 감정의 변화로써 받아들일 수 있도록 돕는다.
19. 우울증의 감정에 대한 대처 전략을 발달시키도록 돕는다.(즉 좀더 많은 신체적 운동을 하고, 내적인 부분에 덜 초점을 맞추며, 사회적 개입을 증가시키고, 좀 더 자기주장을 강화하며, 욕구를 더 많이 공유하도록 하며, 좀더 분노 표현을 잘 하도록 등)
20. 약물에 의존적인 환자에게 *One Day at a Time* (Hallinan), *Each Day a New Begining* (Hazelden Staff) 이라는 책에서 우울증과

관련된 장을 읽도록 한다.
21. 오락 활동에 참석하도록 계획을 세운다.
22. 사회적 활동을 강화시키고 감정, 욕구, 욕망에 대해 말로 표현하도록 한다.
23. 현재 우울증에 영향을 주는 해결되지 않은 애도의 역할을 조사한다.(적용할 수 있다면 이 책의 '해결되지 않은 애도/상실에 대한 개입' 을 보라)
24. 우울증을 대처하기 위한 자조 책자를 제공한다.(예: *The Feeling Good Handbook* by Burns, *What to say When You Talk to Yourself* by Helmstetter, *Talking to Yourself* by Butler)
25. 환자에게 갈등 해결 기술을 가르친다.(예: 공감하기, 적극적 경청, "나 메시지"로 바른 의사소통, 공격성 없는 자기주장, 타협) 그리고 나서 현재의 갈등들을 극복하기 위하여 모델링, 역할 연기, 행동적 예행연습을 한다.
26. 합동 치료시간에 환자가 대인관계의 갈등과 문제를 해결하도록 돕는다.
27. 모델링이나 역할 연기를 이용하여 자기주장을 훈련하도록 한다.
28. 하루 한 번 거울 속의 자신에게 긍정적인 말을 하도록 한다.
29. 자신에 대한 긍정적인 진술을 하도록 격려한다.
30. 매일 경험한 것과 그러한 경험과 관련된 부정적인 자동적 사고, 왜곡된 해석으로부터 유래하는 우울한 감정을 일지에 매일 기록하도록 한다. 전반적인 파괴적 사고에 대한 일지 내용을 조사하여 대체적이고 현실적이며 긍정적인 사고로 대체하게 한다.
31. 우울증을 줄이는 호르몬을 자극하는 신체적 활동을 발달시키고 강화한다.
32. *Exercising Your Way to Better Mental Health* (Leith)를 읽고 이

프로그램을 이용하도록 한다.

__. ____
____

__. ____
____

__. ____
____

진단적 제안들

축 I :	309.0	Adjustment Disorder with Depressed Mood (우울한 기분이 동반된 적응장애)
	296.xx	Bipolar I Disorder(I형 양극성 정동장애)
	296.89	Bipolar II Disorder(II형 양극성 정동장애)
	300.4	Dysthymic Disorder(기분부전증)
	301.13	Cyclothymic Disorder(기분순환증)
	296.2x	Major Depressive Disorder, Single Episode (주요 우울장애, 단발성 삽화)
	296.3x	Major Depressive Disorder, Recurrent (주요 우울장애, 재발성)
	295.70	Schizoaffective Disorder(분열형 정동장애)
	310.1	Personality Change Due to (Axis III Disorder) (제 III축 질환으로 인한 성격의 변화)
	V62.82	Bereavement(애도 반응)

해 리

행동적 정의

1. 반복적으로 개인의 행동을 완전히 지배하는 두 개 이상의 명백히 구별되는 인격이나 인격 상태의 존재.
2. 일상적인 망각 이상의 수준으로 중요한 개인적인 정보를 기억하지를 못하는 갑작스러운 삽화.
3. 현실 판단력은 온전한 상태에서 개인의 정신 과정이나 신체로부터 떨어져 나와 있거나 분리되어 있다는 이인증을 지속적으로 혹은 반복적으로 경험.
4. 자동화되어 있는 듯 혹은 꿈속에 있는 듯한 이인증을 지속적으로 또는 반복적으로 경험.
5. 일상생활에서 심각한 문제를 유발할 정도로 아주 심하고 지속적인 이인증.

—. ____
____

—. ____
____

—. ____
____

장기 목표

1. 다양한 인격들을 통합하는 과정을 시작한다.
2. 해리성 삽화의 빈도와 기간을 줄인다.
3. 해리성 혼란의 근원이 되는 감정적 외상을 해결한다.
4. 해리성 혼란으로 유발되는 일상의 고통 수준을 줄인다.
5. 모든 기억을 다시 회복한다.

—. ____
____

—. ____
____

—. ____
____

단기 목표들

1. 각각의 인격을 확인하고 이에 대한 이야기를 말로 한다.(1, 2)
2. 의사와 함께 투약에 대한 평가를 한다.(3)
3. 처방된 약을 의사가 지시한 대로 적절한 시간에 맞추어 복용하도록 한다.(4)
4. 해리 상태를 유발하는 주요 문제들을 확인한다.(5, 6)
5. 인격 변화의 횟수와 기간을 줄인다.(7, 8)
6. 불안을 줄이는 방법으로 이완 연습을 하고 심호흡을 한다.(9)
7. 공황의 시작으로서가 아니라 지나가는 현상으로서 해리의 짧은 삽화를 받아들일 수 있음을 말로 표현한다.(10)
8. 선행되는 기억 상실의 기간과 기억 회복 후의 기간에 대해 토의한다.(5,11,12)
9. 개인력의 정보를 상기하는데 초점을 맞춘 가족 치료시간에 참석한다.(11, 13)
10. 기억상실의 기질적 요인을 배제하기 위해 신경과 의사와 협진 한다.(12)
11. 개인력의 상기를 자극하기 위해 사진이나 기억날 만한 사건을 이용한다.(13, 14)

__. ________________________________

____

__. ________________________________

____

__. ________________________________

____

치료적 중재

1. 지속적인 눈 맞춤, 적극적인 경청, 무조건적인 긍정적 배려, 그리고 따뜻한 수용을 통하여 개인 치료시간에 환자와의 굳건한 신뢰관계를 형성해서 환자가 자신의 감정을 확인하고 표현하는 능력을 키우도록 돕는다.
2. 지나친 격려나 인도를 하지 않고, 환자를 지배하는 다양한 인격의 존재를 확인하고 조사한다.
3. 투약에 대해 평가를 하도록 한다.
4. 기능수준을 보아서 환자의 투약에 대한 순응도와 약의 효과를 평가하고 검토한다.
5. 감정적인 고통, 공포감, 부적절감, 거부감, 학대의 근원을 조사한다.
6. 감정적 갈등(문제)에 직면을 회피하는 것과 해리상태의 연관성을 환자가 인식하도록 돕는다.
7. 해리를 통한 회피보다는 현실에 초점을 맞추어 머물도록 지지하고 격려함으로서 인격의 통합을 촉진한다.
8. 과거의 외상과 그러한 고착에 관련된 해리 현상에 집착하기보다 현실에 초점을 두고 지금 바로 여기의 단계를 강화하고 그 중요성을 강조한다.
9. 불안 조절을 위해 이용할 수 있도록 환자에게 이완 요법과 심호흡의 기술을 요육한다.
10. 짧은 해리 현상에 직면할 때 불안 증상을 가속화하기보다 현실에 초점을 두고 안정을 하고 실제적이 되도록 환자를 교육한다.
11. 잃어버린 개인 정보를 다시 회복할 수 있도록 돕기 위해 환자와 다른 중요한 사람과 함께 치료시간을 만든다.

12. 기억상실의 기질적 원인에 대해 조사하기 위해 환자를 신경과의사에게 의뢰한다.
13. 환자가 잃어버린 기억을 다시 찾도록 환자를 안심시킨다.
14. 기억을 되살리기 위해 사진이나 기억할만한 사건을 이용한다.

__. ______________________________

____

__. ______________________________

____

__. ______________________________

____

진단적 제안들

축 I :	303.90	Alcohol Dependence(알코올 의존증)
	300.14	Dissociative Identity Disorder(해리성 주체성 장애)
	300.12	Dissociative Amnesia(해리성 기억장애)
	300.6	Depersonalization Disorder(이인성 장애)
	300.15	Dissociative Disorder NOS (달리 분류되지 않는 해리 장애)
	____	______________________
	____	______________________

식사 장애

행동적 정의

1. 고탄수화물 음식의 많은 양을 만성적으로 빠른 시간 내에 섭취한다.
2. 체중의 증가에 대한 두려움으로 자기유발 구토 그리고/또는 하제의 남용이 있다.
3. 최소한의 건강 체중을 유지하기를 거부하며 극도의 체중 감소(여성의 경우에는 무월경)가 있다.
4. 매우 제한된 음식 섭취, 잦은 빈도의 숨어서 하는 자기유발 구토, 부적절한 하제의 사용 그리고/또는 과다한 격렬한 운동이 있다.
5. 과체중으로 자신을 아주 부적절하게 평가하는 것과 관련된 신체상에 지속적인 집착이 있다.
6. 과체중이 되는 것에 대한 지나치게 비합리적인 공포가 있다.
7. 식사장애로 인한 수분과 전해질의 불균형을 초래한다.

8. 제안된 체중에 훨씬 미치지 못하는 데에도 자신이 말랐다는 것을 강력히 부정한다.

__. ______________________________
____

__. ______________________________
____

__. ______________________________
____

장기 목표

1. 정상 식사방식, 정상체중, 수분과 전해질의 균형, 신체 사이즈에 대한 현실적인 인식을 회복한다.
2. 정상 체중을 유지하기 위해 충분한 영양의 음식을 정상적인 식사로 섭취하면서 폭식과 제거 행동 방식을 없앤다.
3. 내과적 문제를 안정화시키고, 생명을 유지하기 위한 음식 섭취방식을 회복하고, 정상수준의 체중을 회복한다.
4. 인지적이고 감정적인 투쟁(갈등) 속에서 충분한 병식을 획득하여 식사장애를 종결하고 영양가 있는 음식을 계속해서 섭취할 수 있도록 한다.
5. 잠재되어 있는 감정적인 문제를 다루고 식사장애를 필요 없게 만드는 대안적인 대처 전략을 개발한다.(즉, 감정 확인과 자기주장)
6. 식사장애 행동을 없애기 위해 낮은 자존감과 다이어트와 관련된 사회적 압박, 폭식, 제거 행동의 상호관련성에 대한 인식을 얻는

다.

7. 자신에 대한 정의를 바꾸어서 자기를 인정하는 주요한 항목으로서 체중, 크기, 체형에 초점을 맞추지 않는다.
8. 식사장애의 발달에 영향을 주는 왜곡된 사고, 믿음, 가치를 재확립한다.

—. ____
____

—. ____
____

—. ____
____

단기 목표들

1. 음식의 섭취하거나 저장하는 방법과 식사를 하는 빈도나 양에 대해서 솔직히 기술한다.(1, 2, 6)
2. 칼로리 섭취를 조절하기 위해 스스로 유발하는 구토 습관을 숨기지 말고 드러내 보인다.(3, 6)
3. 체중을 줄이기 위해 하제를 정기적으로 사용한 것에 대해 기술한다.(4, 6)
4. 체중을 조절하기 위해 과다한 운동을 자주하는 것을 인정한다.(5, 6)
5. 신체상, 사이즈에 지속적으로 집착하는 것을 인정한다.(7)
6. 완전한 신체 이학적 검사에 협조한다.(8, 9)

7. 치과 검사를 받는다.(10)
8. 향정신성 약물의 투약에 대한 평가에 협조한다.(11, 12)
9. 처방된 약을 복용하고 약의 효과와 부작용을 보고한다.(12, 13)
10. 심리 검사를 시행한다.(14, 15)
11. 위험한 내과적 상황으로 이에 대한 치료가 필요하면 입원치료를 받도록 한다.(8, 9, 16)
12. 규칙적인 간격으로 식사를 하고(하루 세 번), 점차적으로 체중을 늘리기 위해서 하루에 필요한 최소한의 칼로리를 섭취한다.(17, 18, 19, 20)
13. 음식 섭취일지를 기록한다.(21, 22)
14. 생식기능을 회복하는 것을 물론 수분 전해질 균형을 회복하고 유지한다.(8, 9, 17, 18, 23)
15. 식사행동과 관련된 사고와 감정 일지를 매일 기록한다.(24)
16. 정상적인 양의 음식을 섭취하는 것과 관련된 비합리적인 믿음과 왜곡된 자기 생각(혼잣말)을 확인한다.(24, 25)
17. 정상적인 음식 섭취를 하게 하는 식사와 관련된 긍정적이고 건강하며 합리적인 혼잣말을 말로 표현한다.(26, 27)
18. 신체 사이즈에 대한 비합리적인 믿음과 기대를 확인한다.(25, 28, 29)
19. 체중 상태와 신체 사이즈와 관련된 긍정적이고 현실적인 혼잣말을 말로 표현한다.(20, 26, 27, 28, 29)
20. 성적 정체감과 발달에 대한 두려움이 과다한 체중 감량에 어떤 영향을 미쳤는지 말로 표현한다.(30, 31)
21. 성적 충동의 수용과 친밀함에 대한 욕망을 말로 표현한다.(30, 31, 32)
22. 완벽주의에서 유래된 실패에 대한 두려움과 낮은 자존감의 근원

을 고려할 때, 이 둘 사이의 연관성을 확인한다.(33, 34)

23. 한 인간으로서 단점과 정상적인 실패에 대한 수용을 말로 표현한다.(34, 35)
24. 식사를 거부하는데 있어서 피동 공격적인 조절(예: 조언을 받아들이기를 거부)이 역할을 해왔음을 깨닫고 이를 극복한다.(36, 37)
25. 자유로워지는(벗어나는) 과정과 관련된 불리 불안을 인식하고 해결한다.(38, 39)
26. 분리와 연관된 두려움을 가족 구성원에게 알리고, 독립을 강화하기 위해서는 분리의 필요성이 있음을 진술한다.(38, 39, 40)
27. 조절과 의존에 관한 양가감정을 가족 구성원에게 있는 그대로 보여준다.(33, 36, 38, 40)
28. 욕구와 감정의 건강한 표현을 하게 하는 자기주장 행동을 개발한다.(40, 41, 42, 43)
29. 식사장애의 기저에 있는 낮은 자존감, 우울, 외로움, 분노, 양육의 욕구, 신뢰의 부족에 대해 말로 표현한다.(24, 43, 44)
30. 체중이나 외모에 의해서가 아니라 성격, 특성, 관계, 내적 가치에 바탕을 둔 긍정적 정체성에 대한 근간을 진술한다.(34, 45, 46)
31. 건강하지 못한 음식 섭취와 억압된 감정적 표현, 대인관계 문제로 인한 어려움 사이의 관련성을 말로 표현한다.(41, 42, 43, 47)
32. 지나치게 식사를 제한하는 것과 폭식하는 삽화사이의 관련성을 이해하고 말로 표현한다.(48, 49)
33. 환자에게 중요한 사람들이, 환자의 식사장애에 대한 책임으로부터 벗어날 수 있도록 말하게 한다.(50, 51)
34. 식사행동에 대한 선택의 모든 책임에 대해 받아들이고 말로 표현하도록 한다.(52, 53)

35. 적절한 영양에 대한 개인적인 책임을 점차적으로 받아들여서 차츰 체중이 증가하거나 다른 사람들의 지도 감독 없이 적절한 체중을 유지하도록 한다.(53)
36. 부적절한 하제의 사용을 중단한다.(1, 8, 54)
37. 자기유발 구토를 중단한다.(5, 8, 55)
38. 음식을 (몰래) 저장하는 것을 중지한다.(1, 8, 56)
39. 신체적 운동에 적당한 제한을 한다.(5, 8, 57)
40. 주당 1kg의 체중 증가를 하도록 한다.(즉 월요일까지 500g 그리고 목요일까지 또 500g)(19, 20, 58)
41. 식사 습관을 향상시키기 위해 식사 전문가를 만난다.(52, 53, 59)
42. 식사장애 모임에 참석한다.(60)

__. ______________________________

____

__. ______________________________

____

__. ______________________________

____

치료적 중재

1. 역기능적인 식사 방식에 대한 실제를 기록한다.(너무 적은 음식, 너무 많은 음식 그리고/또는 제거행동 또는 (몰래) 음식을 저장하는 행동)
2. 하루 실제 식사 양이 과다한지 혹은 부족한지를 확인하기 위해서

성인의 일일 평균 섭취 칼로리인 1,500cal와 비교해 본다.
3. 칼로리 섭취를 제거하기 위해서 스스로 유발하는 구토 행동의 유무를 조사한다.
4. 체중을 조절하기 위한 시도로서 하제의 남용을 기록한다.
5. 체중을 조절하기 위한 시도로서 너무 과도하고, 너무 자주 운동을 하는지를 조사한다.
6. 환자의 구토 빈도, 음식을 숨기고 저장하는 행위, 운동의 정도, 하제의 사용이 현재 계속되는지를 추적 관찰한다.
7. 환자의 신체상/사이즈에 대한 인식 그리고 이에 대한 생각의 빈도와 강도를 조사한다.
8. 신체 이학적 검사를 위해 의사에게 의뢰한다.
9. 환자의 내과적 상태와 영양 습관에 대해 의사와 (폐쇄적)자문을 유지한다.
10. 치과검사를 위해 치과의사에게 의뢰한다.
11. 향정신성약물에 대한 환자의 필요성을 조사한다.
12. 향정신성약물의 필요성을 평가하기 위해 의사에게 의뢰하고 처방받도록 한다.
13. 약물의 효과와 부작용을 관찰한다.
14. 현재의 감정적 기능을 평가하고 동반되는 다른 문제들을 감별진단 하는데 도움이 되는 심리검사를 받도록 한다.
15. 심리검사의 결과에 대해 환자(그리고 그의/그녀의 가족)에게 피드백을 준다.
16. 환자의 체중감소가 심하고 건강이 위험할 때 필요하면 입원을 하도록 한다.
17. 환자에게 필요한 최소한이 매일 섭취 칼로리를 정한다.
18. 식사계획을 짜도록 환자를 돕는다.

19. 체중을 측정하고 마른 신체와 관련하여 현실적인 피드백을 준다.
20. 신체 질량지수(BMI)와 (BMI=체중(파운드)×700/키(인치)/키(인치);정상범위 20 -27, 18이하는 임상적으로 유의함), Metropolitan Height and Weight Tables 혹은 다른 표준을 적용하여 환자의 목표체중을 정한다.
21. 음식 섭취, 생각, 감정에 대해 매일 일지를 기록하도록 한다.
22. 일지에 기록된 정보에 대해서 검토한다.
23. 영양이 부족한 식사 습관으로 인해 수분과 전해질의 검사가 필요하다면 정기적으로 의사에게 의뢰한다.
24. 식사행동과 관련된 생각, 감정을 일지에 매일 기록하도록 과제 낸다.
25. 음식 섭취를 못하도록 환자의 회피행동을 조장하는 부정적인 인지 메시지를 환자가 확인하도록 돕는다.(예: 재앙화 혹은 과장화)
26. 음식섭취와 신체 사이즈에 대한 현실적인 인지 메시지를 확립하도록 환자를 훈련시킨다.
27. 음식섭취와 신체 사이즈에 대해 자신에게 보다 현실적이고, 긍정적인 메시지의 사용을 하도록 강화한다.
28. 건강하고, 현실적인 신체평가를 강화하기 위해 자신의 신체상에 대한 비현실적인 접근을 직면시키고 운동을 하도록 한다.(예: 거울 보며 긍정적인 동백, 체형을 돋보이게 하는 옷을 사기)
29. 환자가 기대하는 신체상에서 비합리적인 완벽성을 직면시키고 결점이 있는 신체에 대해 합리적으로 받아들이도록 돕는다.
30. 성적발달, 성적충동에 관한 두려움을 조사한다.
31. 성적충동의 조절력을 상실하는데 대한 두려움과 자신이 매력없이야위거나 뚱뚱하게 살이 찌는 것과 관련된 두려움에 대해서 토론한다.

32. 정상적인 성적충동과 친밀함에 대한 욕망을 받아들이도록 강화한다.
33. 실패에 대한 환자의 두려움과 실패를 피하고 조절하려고 하는 완벽주의의 역할에 대해 토론한다.
34. 실패에 대한 두려움을 줄이기 위해 환자의 장점과 성공한 것들을 강화하고 긍정적인 자기상을 만든다.
35. 단점이 있고 완벽하지 못한 한 인간으로서 자신과 타인을 받아들이도록 교육하고 강화한다. 적절하다면, 환자의 정신에서 믿음 체계를 이용하여 이러한 개념을 강화시켜 나간다.
36. 권위적인 대상에 대한 반항에서 수동 공격적인 조절에 대한 문제를 조사한다.
37. 식사나 체중조절을 못하는 것에 대한 두려움과 연관되어 있는 음식 조절의 문제를 토론한다.
38. 부모상으로부터의 독립과 해방에 관련된 두려움을 토의한다.
39. 분리, 의존, 해방에 대한 문제에 초점을 두어 가족치료 계획을 잡는다.
40. 분리 그리고 독립을 선언하는 것과 관련된 두려움을 환자가 확인하도록 지지한다.
41. 자기주장을 훈련하고 자기주장 훈련 반에 참석하게 한다.
42. 치료 시간에서 자기주장행동을 강화하고, 치료 시간 사이의 성공적인 자기주장에 대해 보고한다.
43. 자신의 감정, 메시지의 명료화, 조절 갈등의 확인 그리고 연령에 적절한 경계를 발달시키는데 초점을 두는 가족치료 시간을 강화한다.
44. 식사장애로 위장된 환자의 심리갈등을 조사한다.
45. 자신의 재능, 성공, 긍정적 측면, 다른 사람에게 있어서의 중요성,

고유의 정신적 가치를 검토함으로써 자기-가치에 대한 바탕을 신체상과 분리하도록 환자를 돕는다.

46. *Body Traps* (Rodin)을 읽게 하고 신체상을 지배하는 강박관념과 관련된 주요사상을 조사한다.
47. 억압된 감정, 대인관계 갈등, 역기능적 식사행동사이의 연관성을 교육한다.
48. 폭식과 규칙적으로 식사하지 않는 것 또는 특정음식을 완전히 먹지 않는 것과의 관계를 이해하도록 돕는다.
49. 식사장애에 대한 구성요소의 인식을 늘이기 위해 폭식과 관련된 책을 읽도록 격려한다.(예: *Overcoming binge Eating* by Fairburn)
50. 환자부모와 배우자에게 환자의 식사행동에 대해 적대적이거나 무관심하지 않으면서 그 책임감으로부터 성공적으로 벗어나도록 교육한다.
51. 환자의 부모, 배우자, 친구에게 *Survivng an Eating Disorder* (Siegel, et al.)을 읽도록 권고하고 가족치료 시간에서 그 개념을 알아본다.
52. 건강한 식사와 영양의 중요성에 대해 교육받도록 식이전문가에게 의뢰한다.
53. 체중증가와 정상적인 식사섭취에 대해 개인적 책임을 받아들이도록 강화한다.
54. 부적절한 하제의 사용을 하지 않도록 치료목표를 세운다.
55. 자기유발 구토를 중지하는 치료목표를 세운다.
56. 음식을(숨기고) 저장하지 않는 치료목표를 세운다.
57. 매우 제한적인 혹은 극심하지 않은 운동을 하는 치료목표를 세운다.

58. 매주 2파운드의 체중증가를 치료목표로 세운다.
59. 식사계획과 칼로리 소비에 대해 구체적인 계획을 세우기 위해 영양사와 만난다.
60. 식사장애에 대한 지지모임에 보낸다.

__. ____________________

____

__. ____________________

____

__. ____________________

____

진단적 제안들

축 I :	307.1	Anorexia Nervosa(신경성 식욕부진증)
	307.51	Bulimia Nervosa(신경성 대식증)
	307.50	Eating Disorder NOS (달리 분류되지 않는 섭식장애)
	______	____________________
	______	____________________
축 II :	301.6	Dependent Personality Disorder (의존성 인격장애)
	______	____________________
	______	____________________

교육적 결핍

행동적 정의

1. 고등학교 졸업장이나 GED를 얻기 위한 욕구가 부족하다(?).
2. 시장성 있는 고용기술이 없으며, 직업훈련을 필요로 한다.
3. 기능적 문맹이 있다.
4. 학교 혹은 다른 배움의 상황에서 열중하지 못하고, 어려움을 가진 과거력이 있다.

—. ____

____

—. ____

____

—. ____

____

장기 목표

1. 고등학교의 졸업 혹은 GED의 필요성을 깨닫도록 하고 필요한 과정에 재등록한다.
2. 시장성 있는 고용기술을 획득하기 위해 직업훈련을 찾는다.
3. 읽고 쓰는 기술을 향상시킨다.
4. 고등학교졸업장 혹은 GED 증명서를 받는다.
5. 학습 장애가 있음을 확인하고 이것을 극복하기 위한 기술의 발달을 시작한다.

—. ____

____

—. ____

____

—. ____

____

단기 목표

1. 교육을 중단하게 한 요인들을 확인하다.(1, 6)
2. 고등학교를 마치지 못함으로 인해 야기되는 부정적 결과를 확인한다.(2, 3)
3. 고등학교졸업장 혹은 GED에 대한 필요성을 말로 입증하도록 한다.(4, 5)
4. 개인과 가족의 교육적 성취와 노력을 기술한다.(6)

5. 학습 방식을 확인하고 특수한 학습장애의 유무를 감별진단 하기 위한 평가를 한다.(7)
6. 교육적 성취를 방해할 수 있는 주의력 결핍장애의 증상에 대한 심리적 평가에 협조한다.(8, 9)
7. 처방된 약을 복용하고 효과와 부작용에 대해서 보고한다.(9, 10)
8. 필요한(권고하는) 평가를 수행한다.(11)
9. 학습상황과 관련된 줄어든 불안감과 거부감을 말로 표현한다.(12, 13)
10. 부모, 선생님, 동료들로부터 견뎌야 했던 부정적이고 비판적인 교육–관련 경험을 확인한다.(14, 15)
11. 학문적인 노력과 관련된 부끄러움이나 당황스러움의 감정을 말로 표현한다. (15)
12. 교육적 기회와 관련된 긍정적 자기 혼잣말을 말로 표현한다.(16)
13. 학습과정에 참여할 수 있는 환자의 능력을 확인한다.(7, 17)
14. 읽기 기술을 배우기 위해 교육적 조력을 얻는데 동의한다.(7, 11, 18, 19)
15. 읽기를 위한 성인 교육반에 계속 참석을 한다.(19)
16. 고등학교 혹은 GED반에 등록을 하기 위해 필요한 접촉을 한다.(12, 20)
17. 직업적 평가와 훈련을 제공하는 회사와 접촉한다.(12, 20, 21)
18. 보다 나은 학문적 혹은 직업적 훈련을 획득하겠다는 약속을 진술한다.(11, 22)
19. 보다 나은 학문적 혹은 직업적 수련을 획득하기 위해 지속적으로 수업에 참석한다.(12, 23)

___. ______________________________________

____

__. ____

____

__. ____

____

치료적 중재

1. 교육에 대한 환자의 태도를 조사하고, 교육을 그만 두게 된 것과 관련된 가족, 동료, 그리고/혹은 학창시절의 경험에 대해 조사한다.
2. 더 많은 교육의 필요성에 대해서 환자를 직면시킨다.
3. GED 혹은 고등학교 졸업장이 없어서 그의 인생에서 있을 수 있는 부정적인 영향에 대해 목록을 작성하도록 돕는다.
4. 보다 나은 학문적 수련을 받도록 환자를 지지하고 방향을 제시한다.
5. 사회적, 금전적, 자존심의 이점 등을 지적함으로서 환자로 하여금 교육적 그리고/혹은 직업적 수련을 추구하도록 환자를 강화하고 격려한다.
6. 가족의 성취력(성적)과 특정과목(예: 읽기, 수학 등)과 관련된 환자의 어려움 등을 포함한 환자의 교육력을 수집한다.
7. 학습방식, 인지능력에 대한 평가를 받고 또한 학습장애의 유무를 확인하거나 배제하기 위해 환자를 교육전문가에게 의뢰하거나 시험을 보게 한다.
8. 주의력 결핍장애에 대한 심리적 평가를 시행하거나 의뢰한다.
9. 주의력결핍장애를 치료하기 위하여 약물치료에 대한 평가를 의뢰

한다.

10. 약물의 순응도, 효과, 부작용 등을 관찰한다.
11. 교육적, 심리적, 내과적 평가에 대한 권고를 이행하도록 환자를 격려한다.
12. 환자가 자신의 교육수준을 높이기 위해 적절한 노력을 할 때 격려를 해주고 말로써 확언을 해준다.
13. 학습하는 상황에서 일어나는 자신의 두려움과 불안을 조절하기 위한 대처전략을 개발하도록 환자를 돕는다.(예: 심호흡, 근육이완, 긍정적 혼잣말)
14. 학습 상황에서 선생님, 부모, 동료로부터 받았던 부정적 메세지에 대해 목록화 하도록 하며, 치료자와 함께 그 목록을 조사한다.
15. 읽기 능력, 교육적 성취, 직업적 기술의 결핍과 관련된 부끄러움 혹은 당황에 대해서 환자가 공개하도록 격려한다.
16. 시험결과에 대한 부정적 혼잣말이나 간과했던 성취결과를 재조직한다.
17. 환자의 실제적인 학문적 능력을 확인하도록 돕는다.
18. 환자의 읽기 능력의 결핍을 평가한다.
19. 읽기를 배우는 곳에 환자를 보낸다.
20. 성인들이 GED, 고등학교 졸업, 직업기술훈련을 할 수 있는 지역사회자원에 대한 정보를 환자에게 제공한다.
21. 직업적 그리고/혹은 교육적 훈련회사와 예비접촉을 하도록 하고 차후에 그러한 경험과 관련해서 보고하도록 한다.
22. 보다 나은 학문적 혹은 직업적 훈련을 추구하기 위한 약속을 이끌어 낸다.
23. 교육 혹은 직업반에 참석하는 것을 관찰하고 지지한다.

__. ____________________________________

____

__. ____________________________________

____

__. ____________________________________

____

진단적 제안들

축 I :	V62.3	Academic Problem(학문적 문제)
	V62.2	Occupational Problem(직업적 문제)
	315.2	Disorders of Written Expression (쓰기 표현의 장애)
	315.00	Reading Disorder(읽기 장애)
	______	________________________
	______	________________________
축 II :	V.62.89	Borderline Personality Disorder (경계선 인격장애)
	317	Mild Mental Retardation(경도 정신지체)
	______	________________________
	______	________________________

가족 내 갈등

행동적 정의

1. 지속적이거나 빈번하게 부모 그리고/혹은 형제와의 갈등이 있다.
2. 가족구성원 서로 간에 거의 또는 전혀 접촉이 없기 때문에 가족이 긍정적 영향 혹은 지지의 안정된 원천이 되지 못한다.
3. 부모와의 지속되는 갈등이 있으며, 이것은 부모가 의존을 조장하고 환자는 부모가 자신의 삶에 전반적으로 영향을 미치고 있다고 느끼는 것으로 특징지어진다.
4. 부모와 함께 거주하고 짧은 기간 이상은 독립적으로 생활할 능력이 없다.
5. 부모와 상당기간 의사소통 없이 지내며, 자신을 말썽꾼으로 지칭한다.
6. 양 쪽 부모 모두 이전 결혼에서의 아이들을 데리고 재결합한다.

—. ______________________________

____

—. ______________________________

____

—. ______________________________

____

장기 목표

1. 가족의 문제가 발단이 되어 일어난 갈등을 해결하고, 현재 삶에서 그들과의 관계를 이해함으로서 거절에 대한 두려움, 낮은 자존감 그리고/또는 적대적인 태도를 해결한다.
2. 독립된 삶을 준비하면서 건강한 방식으로 부모로부터 독립하는 과정을 시작한다.
3. 과거 부모와의 갈등을 지워버리거나 해결하기 시작하면서 부모와의 현재 갈등의 정도를 줄인다.
4. 서로 지지하고 도움을 주고 걱정하는 가족으로서, 적절한 수준의 가족결합과 조화를 이룬다.
5. 서로 기능적이고 결속력이 있는 재구성된/조화된 가족 단위가 되도록 한다.

—. ______________________________

____

—. ______________________________

____

—. ____

____

단기 목표들

1. 자신과 부모사이의 갈등과 갈등의 원인을 기술한다.(1, 2)
2. 치료의 초점을 사고와 감정에 대해 조절하고 상호 교환하며, 존중하는 의사교환에 두고 가족치료에 참석하도록 한다.(3, 8)
3. 사고와 감정을 서로 공유함으로써 모든 가족 구성원 사이에 증가된 개방성을 보여준다.(4, 5)
4. 가족의 갈등에서 자신의 역할(요인)을 확인한다.(2, 6, 7)
5. 가족의 역동에 대한 증가된 인식과 가족체계가 어떻게 그 상황을 강화하는지를 말로 표현한다.(4, 5, 7, 8)
6. 가족에 대한 의존을 증가시키는 요소를 확인하고, 그것을 극복하는 방법을 찾아낸다.(9, 10)
7. 볼링, 낚시, 테이블게임 또는 어떤 일을 실행하는 것과 같은 활동을 계획함으로서 긍정적인 가족관계의 회수를 늘인다.(11, 12, 13)
8. 물질남용 혹은 재발을 유발하는 가족관계의 스트레스의 역할에 대한 자신의 이해를 말로 표현한다.(14, 15)
9. 물질 의존 행동이 가족의 갈등을 유발하는 것에 대한 역할을 확인한다.(16)
10. 부모를 강하게 할 수 있는 방법을 확인한다.(17, 18, 19)
11. 부모는 가정과 양육과정에 얼마나 열중하는지를 보고한다.(17, 19, 20)
12. 갈등을 줄이기 위해 "타임아웃"을 이용하여 부모와 자식간의 갈

등적 상호관계의 횟수와 빈도를 줄인다.(21, 22)

13. 공격적이거나 방어적이기 보다 조용히 그리고 자기주장적으로 대화함으로서 부모와의 갈등을 해결하는 것이 늘어남을 보고한다.(23, 24)
14. 가족 내 구조를 증가시킨다.(17, 25, 26)
15. 각 가족 구성원들은 그림으로 자신을 표현하고 가족에서의 자신의 역할을 기술 한다.(27, 28)
16. 가족 구성원들은 가족 활동을 계획하고 시행하도록 서로 협의한다.(29)
17. 가족구성원은 가족결합의 새로운 희망과 전망을 보고한다.(30, 31)
18. 독립적 기능의 수준을 높인다–즉, 직업을 찾고 유지하고, 저축하고, 친구와 어울리며 자신의 집을 찾는 것 등.(23, 32)
19. 해방(독립)을 위한 목표와 계획을 말로 표현한다.(33)

__. ______________________________

____

__. ______________________________

____

__. ______________________________

____

치료적 중재

1. 가족으로부터의 자율성을 갖도록 자신의 감정, 사고, 관점을 가지

게 하고 표현할 수 있도록 허용을 한다.
2. 갈등의 성질과 감지되는 원인을 조사하고 드러낸다.
3. 건강한 의사소통, 갈등해결, 자립과정을 촉진하기 위해 환자의 부모와 함께 가족 치료를 시행한다.
4. 구성원, 상호작용의 방식, 규칙, 비밀 등을 분명히 하는 치료 과정 계획안을 만들어 가족치료를 시행한다.
5. 좀더 나은 기능적인 가족 단위가 되는 것과 관련된 가족 구성원들의 관심, 두려움, 기대에 대해 표현하도록 지지한다.
6. 가족갈등에서 자신의 책임이 아니라고 하는 것에 대해 환자에게 직면을 시키고 그러한 갈등에서 자신의 역할에 책임을 갖도록 강화한다.
7. *Making peace with your parents* (Bloomfield and Felder)라는 책을 읽도록 하고, 갈등해결에 이용할 수 있는 개념을 그 책에서 선택한다.
8. 서로에게 관계되는 방식을 바꾸는 데에는 저항이 심하고, 그러한 변화는 가족 모두의 단합된 노력이 필요함을 교육한다.
9. 환자로 하여금 부모에게 의존하는 방식의 항목을 나열하도록 한다.
10. 부모에 대한 환자의 의존을 강화하는 각 요인들을 확인하고, 그러한 의존을 줄일 수 있는 건설적인 계획을 세운다.
11. 함께 작업하는데 필요한 기술과 확신을 갖도록 하기 위해 가족교육 센터의 주말 모임에 가족들을 보낸다.(높은 또는 낮은 로프 타기 코스로 신체적 확신 등급을 고려하는 것 등)
12. *Raising Self Reliant Children* (Glenn and Nelsen), *Between Parent and Child* (Ginott), *Between Parent and Teenager* (Ginott), 혹은 유사 작품을 읽도록 하고 치료자와 함께 읽은 내용

중에서 주요 개념을 다룬다.

13. 조화를 증진시키기 위한 긍정적인 가족 활동의 항목을 개발하도록 환자를 돕는다. 가족 달력에 그러한 활동을 넣어서 계획한다.
14. 가족갈등 내에서 물질 의존을 재발시키는 유발인자를 환자가 인식할 수 있도록 돕는다.
15. *It Will Never Happen To Me* (Black) 혹은 *On The Family* (Bradshaw)를 읽도록 하며, 그 내용에서 자신에게는 유발인자가 되는 핵심 가족문제를 조사하고 이를 치료자와 다룬다.
16. 물질의존의 치료에 대한 필요성을 환자에게 직면시키고, 그러한 초점에 맞추어 적절한 조정을 한다.(물질의존과 물질의존-재발의 장을 보라)
17. 자녀에 대한 이해를 증진시키고 행동과 규율을 다루는 기술을 습득하도록 부모 모임에 부모를 보낸다.
18. 자신의 상황에 대해 지지와 피드백을 얻을 수 있는 *Toughlove* 모임에 부모가 참여하도록 한다.
19. 도전적이고 적대적인 행동을 이해하고 다루기 위해 Barkley Method로 부모를 훈련시킨다.(*Defiant Children* by Barkley를 보라)
20. 우화 "Raising Cain"나 "Cinderella"를 가족치료 시간에 읽고 다룬다. (*Friedman's Fables* by Fruedman을 보라)
21. *Siblings Without Rivalry* (Faber and Mazlish)를 부모가 읽도록 하고 주요 개념을 치료자와 함께 다룬다. 그런 후에 자신의 자녀에게 개입할 수 있는 방법을 선택하고 실행한다.
22. 어린아이를 위한 훈련(기율)의 길잡이로 부모에게 *1-2-3 Magic* (Phelan)혹은 *Parenting with Love and Logic* (Cline and Fay)를 훈련시키고, 필요하다면 그들의 실행을 관찰하고 재조정한다.

23. 부모와 함께 생활하는 방식을 지속적으로 조장하는 경제적인 의존성과 경제적인 책임감의 회피를 환자에게 직면시킨다.
24. 부모와의 갈등을 해결하는 특정한 건설적인 방법을 환자가 개발하도록 역할 연기, 역할 바꾸기, 모넬링, 행동시연을 이용하여 도와준다.
25. 저녁 식사시간, 취침시간에 독서, 매주 가족 활동시간 그리고 가족의 구조와 결속력을 증진시키는 기타 등등의 활동과 같이 일종의 의식(ritual)을 개발하도록 부모를 돕는다.
26. 함께 식사를 하는 시간을 정하고, 방문객의 수를 제한하며, 불 끄는 시간을 정하고, 전화를 받을 수 없는 시간, 야간에 외출금지 시간, "가족회의 시간" 등등을 정하여 가족 내 구조를 증가시키도록 부모를 돕는다.
27. 가족치료시간에 가족과 관계하고 있는 자신의 모습을 자기가 그린 그림으로 모든 가족 구성원들이 가지고 오도록 한다. 그들이 가지고 온 그림에 대해서 서로 얘기하고 나서 앨범에 넣어두도록 한다.
28. 그들의 눈에 가족을 묘사하는 잡지의 그림을 오려 콜라주하도록 하고 융합된 단위를 의미하는 문장이든 덧옷을 디자인하게 한다.
29. 가족치료시간에 가족이 함께 하는 외출이나 활동을 계획하고 실행에 옮기도록 과제를 내어준다. 다음 시간에 그 경험에 대해 함께 얘기하고 적절한 곳에서 긍정적 강화를 준다.
30. 양쪽 가족력을 수집해서 구성되었고, 새로운 가족 관계가 어떻게 되는지를 시각적으로 보여주는 가계도 속의 모든 새로운 가족과 함께 가족치료를 시행한다.
31. 부모에게 *Chaging Families* (Fassler, Lash, and Ives)를 가족과 함께 집에서 읽도록 하고 가족치료시간에 그들의 느낌을 보고하

도록 한다.

32. 해방(독립)과 관련된 환자의 두려움을 알아본다.
33. 부모로부터 건강하고 책임있는 해방(독립)을 할 수 있는 계획을 세우도록 돕는다.
34. 가능하면 부모의 축복으로 완성할 수 있도록 돕는다.

__. ____

____

__. ____

____

__. ____

____

진단적 제안들

축 I :	300.4	Dysthymic Disorde(기분 부전증)
	300.00	Anxiety Disorder NOS (달리 분류되지 않는 불안장애)
	312.34	Intermittent Explosive Disorder (간헐성 폭발장애)
	303.90	Alchohol Dependence(알코올 의존증)
	304.20	Cocaine Dependence(코카인 의존증)
	304.80	Polysubstance Dependence(다종 물질 의존증)
	______	____________________________
	______	____________________________

축 II : 301.7 Antisocial Personality Disorder
(반사회성 인격장애)
301.6 Dependent Personality Disorder
(의존성 인격장애)
301.83 Borderline Personality Disorder
(경계성 인격장애)
301.9 Personality Disorder NOS
(달리 분류되지 않는 인격장애)
_____ __________________________
_____ __________________________

여성 성적 기능부전

행동적 정의

1. 성적활동에 대한 욕망이 아주 낮거나 즐거운 예상을 전혀 하지 못하는 것이 지속적으로 있다.
2. 서로 좋아하며 존중하는 관계에도 불구하고 어떠한 성적 접촉에 대해서도 강한 회피반응 그리고/또는 혐오감을 보인다.
3. 성적인 흥분과 자극에 대한 정상적 생리적 반응의 결핍이 반복적으로 있다(성기가 젖거나 부풀어 오르는 반응이 없다).
4. 성적인 활동을 하는 중에도 주관적인 즐거움이나 쾌락감을 지속적으로 거의 느끼지 못한다.
5. 좋아하는 파트너와 아주 감각적인 성적 쾌락행위를 하고 자극이 되었음에도 불구하고 오르가즘에 도달하기까지 시간이 지체되거나 전혀 느끼지 못하는 것이 지속적으로 있다.
6. 성 행위 전, 하는 동안, 또는 후에 성기부위에 통증이 있다.

7. 성 행위 시에 삽입을 못하게 하는 질(vagina)의 불수의적 경련이 반복적으로 혹은 지속적으로 있다.

—. ______________________________

____

—. ______________________________

____

—. ______________________________

____

장기 목표

1. 성적인 활동에 대한 욕구와 즐거움을 증가시킨다.
2. 성 행위 시에 생리적인 흥분반응을 일으키고 유지할 수 있도록 한다.
3. 성적 자극에 집중을 하여 적절한 시간에, 적절한 강도로 오르가즘을 느낀다.
4. 성 행위 전, 동안, 후에 보였던 통증을 제거하고 주관적인 쾌락감을 증진시킨다.
5. 성 행위 시에 페니스의 삽입을 방해했던 질 경련(vaginal spasm)을 제거하고 편안한 상태에서 성행위의 쾌락감을 느낀다.

—. ______________________________

____

—. ______________________________

____

—. ____

____

단기 목표들

1. 성적 파트너와의 관계에 대한 생각과 감정을 공유한다.(1, 2)
2. 분노와 감정적 거리감을 느끼게 하는 관계 하에서의 욕구 불만족과 갈등에 대해서 파트너와 자주 상의를 한다.(1, 2)
3. 근원적으로 가족경험에서 학습된 성적 태도에 대해서 토의를 한다.(3, 4, 5)
4. 자세한 성적 이력을 제공하여 성적인 태도, 느낌, 행동에 영향을 주었던 모든 경험을 조사한다.(3, 4, 5, 6)
5. 종교적 수련이 성적인 생각, 느낌, 행동에 부정적인 영향을 준 것에 대해서 이해를 하고 이를 말로 표현한다.(4, 5, 6)
6. 소아기 또는 청소년기 성적 경험과 관련된 부정적 느낌을 기술한다.(3, 4, 5, 7)
7. 성적인 충격이나 학대 경험과 관련된 느낌의 해결을 말로 표현한다.(7, 8)
8. 부정적인 성적 태도와 반응을 발단시킨 근원적인 가족 경험의 역할에 대해서 이해를 하고 말로 표현한다.(3, 4, 5, 6, 9)
9. 소아기 때 긍정적인 성 역할 모델의 결여와 현재 성인기의 성 기능부전 사이의 연관성에 대해서 이해를 하고 말로 표현한다.(3, 4, 5, 10)
10. 성 행위를 하는 동안에 두려움, 부끄러움, 분노, 또는 슬픔을 일으키는 부정적 인지 메시지에 대해서 말로 표현한다.(11)

11. 편안하게 쾌락을 만끽할 수 있는 긍정적이고 건강한 자동적 사고의 개발을 말로 표현한다.(12, 15, 16)
12. 긍정적이고 건강한 성적 태도에 대해서 말로 표현한다.(13, 14, 15)
13. 인간의 성 행위에 대한 책을 읽도록 하고 토의한다.(13, 14)
14. 성적인 느낌과 행위를 정상적이고 건강함으로 받아들임을 진술한다.(13, 14, 15, 26)
15. 성적인 기능의 충분한 정보를 성적으로 연관되어 있는 신체부위의 적절한 용어를 사용하여 자유롭게 표현함으로써 성적 관심에 대한 건강함과 정확한 지식을 보여준다.(13, 14, 15)
16. 성적인 반응을 저해하는 물질 남용 양상을 중단한다.(4, 16)
17. 성 기능부전에 대한 신체적 질환 또는 약물의 영향을 이해하고 말로 표현한다.(16, 17, 18)
18. 의사의 자세한 검사에 협조하고 그 결과를 보고한다.(16, 18)
19. 성적 흥분장애에 대한 처방 약을 복용하고 그 효과와 부작용에 대해서 보고한다.(19)
20. 우울증에 대한 감정과 원인을 토의한다.(1, 7, 20, 21)
21. 이전에 친밀한 관계를 맺는데 장애가 되었던 행동과 감정 사이의 연관성에 대해서 말로 표현한다.(4, 22)
22. 은밀한 관계에 대한 느낌과 그러한 관계를 종결짓는 것에 대하여 상의한다.(1, 23)
23. 만약 동성애 경향이 있다면 솔직하게 인정하고 상의를 한다.(4, 11, 23, 24)
24. 혼자 또는 파트너와 같이 감각 집중 훈련(sensate focus exercise)을 하고 성 행위와 관련된 느낌을 공유한다.(25, 26, 27)
25. 성적 느낌과 생각에 대해서 매일 일지를 기록한다.(13, 28, 29)

26. 성적 흥분을 자극하는 성적 환상에 대해서 일지를 쓴다.(28, 29)
27. 성적인 쾌락과 만족을 강화하는 환경을 만들고 새로운 성교 체위로 성 행위를 한다.(14, 30, 31)
28. 좀더 자기주장적인 행동을 하면서 성적인 욕구, 느낌, 욕망을 공유하고, 보다 감각적인 행동을 하며, 쾌락을 표현할 수 있도록 한다.(27, 29, 30, 31)
29. 성적 흥미나 행위를 저해하는 스트레스에 대처하는 방법을 개발하고 갈등을 해결한다.(1, 20, 32)
30. 성적인 기능을 저해하는 낮은 자존심 문제를 다루고, 긍정적인 자기-상을 말로 표현한다.(5, 7, 9, 20, 33)
31. 파트너가 성적으로 너무 공격적이거나 위협적으로 인식됨을 근거로 해서 파트너에게 그러한 두려움을 전달한다.(2, 33, 34)
32. 긍정적인 신체상을 말로 표현한다.(11, 12, 12, 35, 36)
33. 성적인 행위에 대한 증가된 욕망과 쾌락을 말로 표현한다.(19, 20, 30, 31, 37)
34. 성기 삽입시에 편안한 즐거움을 느낄 수 있도록 자위 행위와 질 확대기를 사용하는 과정에 대해서 치료자에게 보고한다.(25, 29, 38)
35. 환자 조절 하에 파트너와 함께 점차적으로 질 삽입 훈련을 한다.(25, 38, 39)

__. ____

____

__. ____

____

__. ____

치료적 중재

1. 조화와 만족도의 정도를 보아서 성적 파트너와의 관계를 평가한다.
2. 갈등 해소, 감정 표현, 성교육에 초점을 맞추는 합동치료 시간을 기획한다.
3. 억제, 죄책감, 두려움, 또는 혐오감을 일으키는 근원적 가족력에 대해서 조사한다.
4. 자세한 성적 이력을 조사하여 현재 성인으로서 성적 기능뿐만 아니라, 소아와 청소년기의 성적 경험, 성 지식에 대한 정도와 출처, 전형적인 성 행위와 빈도, 의학적 병력, 기분-조절 물질의 사용 등에 대한 정보를 얻는다.
5. 성적인 것에 대한 부정적인 태도를 학습시킨 근원적인 가족의 역할을 조사한다.
6. 성적인 행동과 생각에 관하여 죄책감과 수치심을 강화시키는 종교적 수련의 역할을 조사한다.
7. 성적인 충격이나 학대가 있는 지에 대해서 환자의 과거력을 조사한다.
8. 성적인 장면에서 충격을 받은 감정적 상처에 대해서 분석한다.(이 책의 성적 학대에 대한 장을 보라)
9. 현재 성인으로서 성적 기능부전의 발단이 된 소아기의 건강하지 못한 성적 태도와 경험의 역할에 대해서 통찰력을 갖도록 돕는다. 부정적인 성적 태도와 경험을 과거 속으로 묻어두고(과거 탓으로

돌리고), 그러한 영향으로부터 자유로울 수 있는 행동적 노력을 하도록 약속하게 한다.

10. 환자의 소아기 또는 청소년기에 경험했던 성 역할 모델에 대해서 조사한다.
11. 성 행위 이전 동안에, 그리고 후에 부정적 감정을 유발하는 자동적 사고에 대해서 조사한다.
12. 쾌락, 이완, 탈억제 반응을 일으킬 수 있는 건강한 대안사고(alternative thoughts)를 가지도록 훈련한다.
13. 성적인 신체부위, 성적인 느낌, 성적인 행동에 대해서 자유롭고, 호의적으로 말할 수 있도록 환자를 탈억제시키고 교육을 한다.
14. 정확한 성에 대한 정보 그리고/또는 성적 자극집중을 강화하고 탈억제하는 성 훈련의 윤곽을 잡을 수 있는 책을 읽도록 한다. (e.g., *Sexual Awareness* by McCarthy, *The Gift of Sex* by Penner and Penner, or *The New Male Sexuality* by Zilbergeld)
15. 성적인 생각, 느낌, 행동에 대해서 자유롭게, 박식하게, 긍정적으로 말할 수 있도록 강화한다.
16. 환자의 물질남용, 당뇨병, 고혈압, 또는 갑상선 질환이 성 기능에 영향을 줄 수 있는 부분에 대해서 평가한다.
17. 환자가 복용했던 약 중에서 성 기능에 부정적인 영향을 주었던 것은 없는지에 대해서 조사한다.
18. 성 기능부전에 대한 기질적 요인을 완전히 배제할 수 있도록 자세한 신체 이학적 검사를 받기 위해 의사에게 의뢰한다.
19. 의사는 환자의 성적 흥분장애를 치료하기 위하여 약물을 처방한다.(e.g., Vigra or hormone replacement)
20. 성적 욕망이나 행위를 억압하는 우울증 부분에 대해서 평가한다.
21. 우울증을 치료하기 위하여 항우울제 처방을 의뢰한다.

22. 친밀한 관계에 대한 두려움과 이러한 관계에서 반복된 실패가 있었는지에 대해서 조사한다.
23. 파트너와의 성적 기능부전을 설명할 수 있는 은밀한 성 관계의 여부에 대해서 상의한다.
24. 이성에 관심이 없음을 설명할 수 있는 동성애적 흥미에 대해서 조사한다.
25. 환자의 성적 혐오감을 탈감작시키고 억제를 줄일 수 있는 육체 탐험과 인식훈련을 하도록 한다.
26. 파트너와 단계적인 성적 쾌락 훈련을 하도록 하여 성행위에 대한 불안을 감소시키고, 신체적으로 흥분감을 경험하는데 집중하도록 한다.
27. 파트너와 육체적-쾌락 훈련(body-pleasuring exercise)을 하도록 하여 덜 억압적이고, 덜 제한적인 성 행위를 하게 한다.
28. 성적인 생각과 느낌을 일지에 기록하도록 하여서 그러한 것들을 건강한 것으로 인식하고 받아들일 수 있도록 한다.
29. 성적인 욕망을 자극하는 성적 환상에 탐닉하도록 지지한다.
30. 안심, 흥분감, 만족감을 높이는 성 행위를 위한 환경을 설정하고, 성 체위를 실험해 보도록 제안한다.
31. 파트너와 성 행위를 하는데 있어서 보다 성적으로 자기주장적이며, 감각적으로 도발적이며, 자유롭고 탈억제된 경험을 점진적으로 할 수 있도록 지지한다.
32. 환자로 하여금 성적인 욕망이나 행위를 흩뜨리는(방해하는) 일, 확장된 가족, 사회적 관계와 같은 부분의 스트레스를 조사한다.
33. 성적 파트너가 성적 회피를 일으키게 하는 경우처럼 부적절한 두려움에 대해서 조사한다.
34. 파트너가 성적으로 난폭하여 초래되었던 위험감에 대해서 조사한

다.

35. 자신의 신체에 대한 장점을 목록화 하도록 한다.
36. 자신의 신체상에 대한 느낌을 토론하고, 부정주의를 야기하는 원인에 집중을 한다.
37. 성 행위에 대한 욕망과 성 행위로 느끼는 쾌락을 표현하도록 강화한다.
38. 성공적인 질 삽입과 이완을 강화하기 위하여 자위 행위 그리고/또는 질 확대기 사용을 하게 한다.
39. 환자의 성적 파트너가 환자의 조절 하에 성기를 자극하고 점차적으로 삽입을 증가시키는 성 훈련에 참여하도록 한다.

__. ____

____

__. ____

____

__. ____

____

진단적 제안들

축 I :	302.71	Hypoactive Sexual Desire Disorder (성욕 감퇴 장애)
	302.79	Sexual Aversion disorder(성적 혐오장애)
	302.72	Female Sexual Arousal Disorder (여성 성적 흥분장애)

302.73	Female Orgasmic Disorder(여성 절정감장애)
302.76	Dyspareunia(성교통증)
306.51	Vaginismus(질 경련증)
V61.21	Sexual Abuse of child(995.5, Victim) (소아 성적 학대)
625.8	Female Hypoactive Sexual Desire Disorder Due to (Axis III Disorder) (일반적 의학적 상태에 의한 여성 성욕 감퇴장애)
625.0	Female Dyspareuia Due to (Axis III Disorder) (일반적 의학적 상태에 의한 여성 성교통증)
302.70	Sexual Dysfunction NOS (달리 분류되지 않는 성 기능장애)
______	______________________________
______	______________________________

재정적 스트레스

행동적 정의

1. 매월 지불할 수 있는 능력 이상으로 과도한 채무와 지불기한이 넘은 청구서가 있다.
2. 실직으로 인한 수입의 감소가 있다.
3. 고용상태의 변화로 인하여 수입의 감소가 있다.
4. 재정적 관리와 필요한 지출과 저축 목표를 정하는데 있어서 배우자와 갈등이 있다.
5. 수입이 부족하여 생활비를 감당하지 못해 자존심이 저하되고 절망감을 느낀다.
6. 장기간의 방만한 재정관리로 인하여 과도한 채무가 누적되어 왔다.
7. 통제할 수 없는 위급한 상황(예를 들어, 의료비 지출, 직장의 일시적 휴업 등)은 지불할 수 있는 능력이 없어 미지급 계산서의 원인

이 되어왔다.
8. 매달 저당설정으로 받은 대부금을 지불하지 못하여 집을 잃을까 두려워 한다.
9. 후에 일어날 재정적 파탄을 고려하지 않고 충동적인 양상의 소비가 있다.

__. ____
____

__. ____
____

__. ____
____

장기 목표

1. 정확한 수입과 지출 예산안을 만든다.
2. 미지급된 청구서의 새로운(수정된) 지불 계획을 마련하기 위하여 신용대부 담당자와 만난다.
3. 사람의 가치의 실체는 돈을 사용하여 할 수 있는 능력과 결부되어 있는 것이 아니라는 새로운 자기-가치감을 얻는다.(?)
4. 과소비를 일으키는 개인적인 욕구, 불안정감, 불안감을 인식한다.
5. 감당할 수 없는 채무를 직접적으로나 간접적으로 증가시키는 개인의 충동, 열망, 욕망에 대해서 'no' 라고 말할 수 있는 내적인 힘을 획득한다.

__. ____

____

—. ____

____

—. ____

____

단기 목표들

1. 현재 재정적인 상황에 대해서 자세하게 기술한다.(1, 2, 3)
2. 과도한 채무를 지게 된 근원과 원인에 대하여 따로 분리해서 문제의 과정을 재구성한다.(3, 4)
3. 재정적 상태와 관련된 우울감, 좌절감, 그리고/또는 수치감을 말로 표현한다.(5, 6)
4. 재정적 압박감에 동반될 수 있는 모든 자살 충동에 대해서 기술한다.(6, 7)
5. 금전적 지출을 조절해야 하는 우선순위를 인식한다.(8)
6. 금전 관리의 가족적 원형과 그러한 양상이 자신의 신용위기에 어떻게 영향을 주었는지를 기술한다.(9)
7. 수입을 초과하는 지출을 즉각적으로 대처할 수 있는 단계를 확인한다.(10)
8. 복지 원조를 담당하는 지역사회 대리인과 만난다.(10, 11)
9. 일시적으로 재정적 지원을 제공할 수 있는 교회나 지역사회 대리기관을 접촉한다.(11)
10. 수입과 지출이 균형을 이루는 예산안을 작성한다.(12, 13)
11. 예산안을 작성하는데 도움을 얻기 위하여 신용 대부(금융) 카운

셀러와 만나고, 합리적인 지불 계획을 마련하기 위하여 신용 대부 담당자와 상의를 한다.(12, 14, 15)

12. 파산 정리에 관한 결정에 도움을 줄 수 있는 변호사를 만나서 상의한다.(10, 16)
13. 과소비를 유발하는 개인적인 특성을 인식한다.(17)
14. 충동구매를 기분 변화에 따른 충동성의 일반적 형태의 하나로 인식한다.(18)
15. 무책임한 재정적 낭비를 일으키는 자신의 또는 가족 구성원의 물질 남용 문제에 대해서 솔직하게 기술한다.(19, 20)
16. 수입을 올리기 위한 구직 계획을 말로 표현한다.(21)
17. 파트너와 함께 예산을 짜고 재정적 목표를 정하여 수입에 맞추어 지출을 하며 재정적 문제를 극복한다.(22, 23)
18. 돈의 배분과 관련하여 파트너와 서로 동의를 얻어서 결정하는 방법으로 바꾼다.(23)
19. 재정적 수입과 지출을 주 단위, 월 단위로 기록을 한다.(24)
20. 채무 변제를 한 경우는 모두 기록한다.(25)
21. 불필요하고 갚을 수 없는 충동적 구매를 조절하기 위하여 인지 행동 전략을 사용한다.(26, 27, 28, 29, 30)
22. 불필요한 지출을 하는 충동적 소비를 절제한 경우를 기록한다.(28, 29, 30)

__. ____________________

____

__. ____________________

____

__. ____________________

치료적 중재

1. 죄책감, 부끄러움, 당황감을 일으킬 수 있는 문제를 공감적이고 따뜻하게, 민감하게 다루어 줌으로써 지지적이고 편안한 환경을 제공한다.
2. 환자의 현재 재정적 상태를 조사한다.
3. 재정적으로 환자가 책임을 져야 할 자세한 항목을 만들도록 돕는다.
4. 책임을 돌리거나 변명을 하지 않고 재정적 위기를 초래한 원인들을 인식하도록 돕는다.
5. 재정적 위기와 연관된 좌절감, 무력감에 대해서 조사한다.
6. 재정적 위기로 인한 환자의 낙담의 깊이와 심각성을 평가한다.
7. 자살행동의 위험도를 평가한다. 필요하다면 환자의 안전을 위해서 필요한 단계를 취한다.(이 책의 자살사고에 대한 장을 보라)
8. 돈을 어떻게 지출하는 지에 대한 방향을 제시해 주는 자신이 믿고 있는 우선순위의 목록을 작성하도록 한다. 이러한 우선순위에 대해서 검토한다.
9. 환자의 현재 재정적 결정에 어떻게 영향을 주었는지에 초점을 맞추어 가족들의 수입, 저축, 소비하는 원형적인 양상에 대해서 조사한다.
10. 재정적 파산 정리, 복지 신청, 금융 카운슬링의 필요성에 대해서 검토한다.
11. 환자의 복지에 도움을 줄 수 있는 적절한 교회나 지역사회 자원에

환자를 안내하고 겸허하게 적용과정을 시작할 수 있도록 지지한다.

12. 재정적 계획 수립이 필요하다면, 금융 전문가에게 의뢰를 하거나 파트너에게 현재의 예산과 장기 저축, 투자계획에 대해서 작성하도록 한다.
13. 적절성과 완전성 면에서 예산을 검토한다.
14. 채무 변제를 위한 예산안을 마련하기 위하여 비영리적인 무료의 금융 카운슬링 서비스를 받을 수 있도록 환자를 의뢰한다.
15. 모든 금융 카운슬링 시간에 참석하도록 하며 예산편성 지침 내에서 소비를 조절하도록 자기절제를 시킨다.
16. 파산정리에 대한 가능성과 함축적 의미에 대해서 상의를 위해 변호사에게 의뢰한다.
17. 불필요한 부적절한 소비를 부추기는 낮은 자존심, 다른 사람에게 감명을 주고 싶은 욕구, 외로움이나 우울증의 증거를 규명한다.
18. 기분의 변화가 양극성 정동장애의 특성이며, 조증 상태의 판단력 장애로 인한 과도한 소비가 있는지에 대해서 평가한다.
19. 물질남용에 대한 스크리닝 도구로 CAGE 또는 Michigan Alcohol Screening Test (MAST)를 사용하여 환자에게 질문하여 봄으로써 알코올 또는 다른 약물의 과도한 남용에 대해서 면밀히 탐색한다.
20. 가족 구성원이나 환자에게 중요한 다른 사람들이 알코올 또는 약물 남용의 가능성에 대해서 조사한다.
21. 구직을 위한 계획을 체계적으로 세울 수 있도록 돕는다.
22. 파트너와 협력해서 재정적 계획을 세우도록 지지한다.
23. 재정을 관리하는데 있어서 파트너와 함께 절충하고, 책임 있는 계획을 세우며, 우호적으로 협력하는 방식으로 바뀌도록 강화한다.
24. 수입과 지출에 대한 기록을 매주, 매월에 하도록 한다. 매주 이러

한 기록을 검토하고 책임 있는 재정적 결정을 하도록 강화한다.

25. 채무의 변제를 칭찬하며 계속해서 지속해 나갈 수 있도록 격려한다.
26. 적절한 선을 넘어서는 소비에 대한 내적인 유혹을 물리쳐야 하는 상황에서의 역할 연기를 하도록 하고, 자기 절제를 강화하는 긍정적인 혼잣말을 강조한다.
27. 자신이 감당할 수 없는 지출을 강요하는 외부의 압력에 저항을 해야 하는 상황을(예를 들어, 친구가 골프를 초대하거나 쇼핑을 가자고 권유하는 등) 설정하고 역할 연기를 하도록 하며, 그러한 요구를 거절하는데 있어서 정중하게 자기주장을 하도록 강조한다.
28. 과소비에 대한 충동을 극복한 모든 사례를 칭찬하고 격려함으로써 강화해 나간다.
29. 물품을 구매하기 전에 항상 자신에게 자문하는 인지전략을 환자에게 교육한다: 이 물품의 구매가 꼭 필요한가? 이것을 지불할 능력은 있는가?(이러한 구매를 할 여유는 있는가?) 더 이상의 빚을 지지 않고 물품을 구매할 수 있는 현금을 가지고 있는가?
30. 모든 구매를 24시간 생각한 후에 하도록 연기를 하고, 구매 물품 목록을 미리 메모한 경우에만 구매하도록 하여서 충동구매를 자제할 수 있도록 이끌어 나간다.

__. ____

____

__. ____

____

__. ____

____

진단적 제안들

축 I :	296.4x	Bipolar I Disorder, Manic (I형 양극성 정동장애, 조증)
	296.89	Bipolar II Disorder(II형 양극성 정동장애)
	296.xx	Major Depressive Disorder(주요 우울장애)
	____	____________
	____	____________
축 II :	301.83	Borderline Personality Disorder (경계선 인격장애)
	301.7	Antisocial Personality Disorder (반사회성 인격장애)
	____	____________
	____	____________

미해결의 비탄/상실

행동적 정의

1. 온통 상실감으로 생각이 점철되며 집중력의 장애가 있고, 발작적으로 슬피 울며, 미래에 대한 혼동이 동반된다.
2. 인생에 있어서 우울증과 좌절감을 일으키는 일련의 상실이 있다. (즉, 죽음, 이혼, 실직 등)
3. 상실에 대해서 얘기가 될 때 강한 감정적 반응이 드러난다.
4. 상실 이후로 식욕감퇴, 체중감소, 그리고/또는 불면증뿐만 아니라 다른 우울 징후가 동반된다.
5. 중요한 사람에게 상실이 있었을 때 자기가 충분히 역할을 하지 못했던 것에 대한 죄책감이나 중요한 사람을 죽음에 이르게끔 했다는 비합리적인 믿음을 보인다.
6. 상실에 대한 피상적인 수준의 언급조차도 회피한다.
7. 지리적 이동으로 인한 긍정적인 지지연계망의 상실이 있다.

—. ______________________________________

____

—. ______________________________________

____

—. ______________________________________

____

장기 목표

1. 상실에 대한 건강한 애도 반응 과정을 시작한다.
2. 애도반응의 회피가 삶에 어떻게 영향을 주었는지에 대해서 인식을 하고 건강한 회복 과정을 시작한다.
3. 중요한 사람의 상실을 받아들이는 과정을 마무리한다.
4. 상실을 해소하고 기존의 관계들을 일신하며 다른 사람들과 새로운 만남을 시작한다.

—. ______________________________________

____

—. ______________________________________

____

—. ______________________________________

____

단기 목표들

1. 인생을 통해 경험해 왔던 상실들을 인식한다.(1, 2, 3)
2. 애도반응의 단계에 대해서 증가된 이해를 말로 표현한다.(3, 4, 5, 6)
3. 애도반응의 연속선상에서 어떤 애도의 단계들이 경험되어 왔는지를 인식한다.(4)
4. 증상을 촉발하는 현재의 상실에 대한 얘기를 자세하게 말한다.(2, 3, 10)
5. 애도 경험의 이해의 폭을 넓히기 위해 애도를 주제로 하는 책을 읽고, 희망감을 고취한다.(5, 6)
6. 상실과 관련된 느낌들을 말로 표현한다.(7, 8, 9)
7. 영화 속의 주인공이 겪는 애도와 자신의 경험을 비교해 보기 위해서 비탄과 상실을 주제로 하는 비디오를 본다.(10)
8. 애도지지 단체에 참석한다.(11)
9. 상실을 처리하는 데에 대한 회피가 인생에 어떻게 부정적으로 영향을 주었는지를 인식한다.(5, 10, 12)
10. 물질 사용이 상실과 관련된 느낌들의 회피에 어떻게 일조를 하였는지를 인식한다.(12, 13)
11. 비탄의 고통으로부터 벗어나기 위해 사용해왔던 물질남용에 초점을 두는 치료에 동의한다.(14)
12. 정상적인 애도반응을 방해하는 자신이나 사랑했던 고인에 대한 분노감 또는 죄책감을 말로 표현하고 해소한다.(9, 15, 16, 17, 19)
13. 사랑했던 고인에게 상실과 관련된 추억이나 느낌을 표현하는 편지를 쓴다.(17, 18, 19)

14. 사랑했던 고인에 대한 의존성을 인식하고, 감정적 욕구들을 충족시키는 독자적인 인생의 활동에 재조명을 시작한다.(5, 15, 17, 20)
15. 고인과의 관계나 고인을 위한 활동과 관련된 후회의 원인을 인식한다.(21)
16. 고인이 살아있는 동안에 표현하지 못했던 고인에 대한 생각이나 감정을 표현한다.(17, 18, 22, 23)
17. 사랑했던 고인의 긍정적인 특성, 고인과의 관계에서 긍정적인 면, 그리고 이러한 기억들을 추억할 수 있는 방법에 대해서 인식한다.(24, 25)
18. 상실에 대한 책임감과 그에 대한 언급을 줄인다.(15, 16, 26)
19. 상실에 몰두하며 보내는 일상시간을 줄인다.(27, 28)
20. 참회 활동을 개발하고 실행한다.(15, 21, 26, 29)
21. 자신의 비탄 경험을 공유하며 가족 구성원 각각에 초점을 맞추는 가족 치료시간을 마련하고 참석한다.(30)
22. 위안과 소망의 자원으로서 영적인 믿음 활동을 한다.(31)

—. ____

____

—. ____

____

—. ____

____

치료적 중재

1. 자신의 생각과 느낌을 인식하고 표현할 수 있는 능력을 강화시키기 위하여 개인 치료시간에 지속적인 시선접촉, 적극적 경청, 무조건적 긍정적 배려, 따뜻한 수긍을 통하여 신뢰감을 적극적으로 형성한다.
2. 인생에 있어서의 상실과 상실의 환경, 느낌, 영향을 토대로 자신의 자서전을 상세하게 말하도록 한다.
3. 그들의 인생에 있었던 상실에 대하여 어떻게 느끼고 대처해 왔는지를 토대로 여러 사람에게 말을 하도록 하고, 거기에서 얻은 점들을 다룬다.
4. 애도 반응의 과정에 대한 각 단계를 교육하고 어떠한 질문에도 답하도록 한다.
5. 비탄의 다른 면을 이해하기 위해서 아래의 책들을 환자가 읽도록 하고: *Overcoming the Loss of a Spouse* (Zonnebelt-Smeenge and DeVries), *Good Grief* (Westberg), *How Can It Be All Right When Everything Is All Wrong* (Smedes), *How to Survive the Loss of a Love* (Colgrove, Bloomfield, and McWilliams), *When Bad Things Happen to Good People* (Kushner), 그외 비탄과 상실을 다루는 다른 책들도 읽도록 한다.
6. *The Bereaved Parent* (Schiff)라는 책을 부모에게 읽도록 하고, 읽은 내용 중에서 자식을 잃은 부모의 상실감에 소중한 의미를 주는 핵심 주제들을 치료자와 함께 다룬다.
7. 치료시간에 공유한 애도 반응을 환자가 매일 일지에 기록하도록 한다.
8. 치료시간에 상실과 연관된 사진이나 순간들을 가져오게 해서 치료

자와 함께 그것들에 대하여 말을 한다.

9. 상실과 연관된 느낌을 인식하고 표현하도록 환자를 지지한다.
10. *Terms of Endearment, Dad, Ordinary People*이라는 영화나 상실 또는 비탄을 다루는 유사한 영화를 환자가 보게 하고, 영화 속의 주인공들은 상실과 비탄을 어떻게 대처하고 표현하는 지에 대해서 토론한다.
11. 상실/비탄 지지 단체에 환자가 참석하도록 하고, 그러한 참석에 대해서 어떻게 느꼈는지를 치료자에게 보고한다.
12. 자신의 인생에 부정적으로 영향을 준 애도반응의 회피 방법 목록을 작성하도록 한다.
13. 비탄의 고통으로부터 벗어나기 위한 방법으로 물질남용의 역할에 대해서 평가한다.
14. 물질 남용에 대한 치료를 받도록 하고 그런 후에 환자가 정신이 깨끗하고 맑을 때 비탄에 대한 문제를 직면시킨다.(이 책의 물질의존에 대한 장을 보라)
15. 상실과 연관된 분노감과 죄책감을 조사하고, 그러한 감정의 근원을 이해하도록 돕는다.
16. 분노감이나 죄책감을 해소하기 위하여 자신 그리고/또는 고인을 용서하도록 격려한다. *Forgive and Forget* (Smedes)같은 책을 권유한다.
17. 고인과 관련된 애틋한 기억들, 고통스럽고 후회가 되는 기억들, 그리고 현재 어떻게 느끼고 있는지를 고인에게 편지 쓰도록 한다. 치료 시간에 그 편지를 읽게 한다.
18. 사랑했던 고인과 의미 있는 마지막 만남에 대한 느낌에 특별하게 초점을 맞추어 편지를 쓰게 한다.
19. 상실과 연관된 느낌들을 인식하고 표현하도록 지지한다.

20. 환자가 다른 중요한 사람에게 어떻게 의존했는지를 인식하고, 그와 동반하는 버림을 받고 혼자 남겨지는 느낌을 표현하고 해소하도록 돕는다.
21. 상실과 관련해서 환자가 후회하는 모든 목록을 작성하도록 하고, 그 목록을 치료자와 함께 다룬다.
22. 사랑했던 고인이 살아있는 동안에는 결코 표현하지 못했던 것을 빈 의자 기법(empty chair exercise), 즉 빈 의자에 앉아 있다고 연상되는 고인에게 표현하는 방법으로 연습을 한다.
23. 사랑했던 고인의 묘지를 방문해서 고인에게 "말을 하도록" 하고 감정을 환기하도록 한다.
24. 사랑했던 고인과의 관계에서 가장 좋았던 모습과 기억들을 목록화 하도록 한다.
25. 사랑했던 고인과 자신의 인생에 있어서 중요한 장면을 기념할 수 있는 의식행위를 개발하도록 돕는다.(예를 들어, 고인의 사망 기일날 신문에 비망록을 싣거나, 고인이 즐겨했던 활동에 자원봉사를 한다.)
26. 상실의 책임감에 대한 환자의 진술을 직면하고, 현실적인 근거를 바탕으로 그러한 점을 비교하기 위한 방법으로 Rational Emotive Therapy를 사용한다.
27. 환자가 상실의 기일이 가까웠음을 인식할 수 있도록 동일한 감정상태로 느낄 수 있는 비탄의 의식행사를 개발하도록 한다.(예를 들어, 깊은 애도를 표현하는 검정색 계통이나, 모든 색상이 검정색인 옷을 입는다.) 이러한 의식행사로 경험한 점을 다룬다.
28. 환자가 상실에 대한 애도에 매일 집중할 수 있도록 특정하게 시간이 제한된 기간을 따로 설정을 하도록 제의한다. 이러한 기간이 지난 후에는 다음 계획된 시간까지 비탄에 대한 생각을 미루는데

동의하고 규칙적인 일상생활로 돌아오도록 한다.(애도 시간에는 검은 색의 옷을 입고 그리고/또는 슬픈 음악을 듣는 등의 활동을 할 수 있다. 배정된 시간이 지나면 옷은 갈아입도록 한다.)

29. 환자와 함께 사랑했던 고인의 활동, 관심, 공약, 사랑과 열정을 쏟았던 것들을 조사하고 그런 후에 어떤 식으로든 고인에게 좌절감을 준 것에 대한 참회를 실행할 수 있는 한 활동(지역사회 봉사와 연관된)을 선택한다.(기간은 환자가 받아들이는 상처의 깊이에 따라 강도와 기간이 증가되며 1개월 이하가 되어서는 안 된다.)
30. 환자와 함께 가족 그리고/또는 집단 치료 시간을 갖고 상실과 관련된 자신의 경험에 대해서 각 구성원들이 서로 대화를 하도록 한다.
31. 환자의 영적 서약(예를 들어, 기도, 명상, 예배, 음악 등)에 의지를 하고 지지의 자원으로 단체에 의지하도록 격려한다.

___. ______________________________

____

___. ______________________________

____

___. ______________________________

____

진단적 제안들

축 I : 296.2x Major Depressive Disorder, Single Episode
(주요 우울장애, 단발성 삽화)

296.3x	Major Depressive Disorder, Recurrent (주요 우울장애, 반복성)
V62.82	Bereavement(애도반응)
309.0	Adjustment Disorder with Depressed Mood (우울증이 동반된 적응장애)
309.3	Adjustment Disorder with Disturbance of Cnduct(행위의 장애가 동반된 적응장애)
300.4	Dysthymic Disorder(기분 부전 장애)
______	______________________
______	______________________

충동 조절 장애

행동적 정의

1. 그 상황에 적절하지 않게 공격적인 충동을 보이는 삽화가 여러 번 있어 왔고, 그 결과로 인해 폭행을 하거나 재산을 파손한다.
2. 생각보다 행동이 앞서는 일관된 행동양상을 보이며, 그 결과로 자신의 인생에 수많은 부정적 영향을 미쳐왔다.
3. 사소한 혐오 자극이나 오락 자극에도 과잉반응을 보인다.
4. 한 가지 활동에서 다른 활동으로 과도하게 전환을 자주하며, 만약 있다면 시작했던 일을 마무리 하는 경우가 드물다.
5. 통제가 없이는 어떤 일이나 자신을 조직화하기가 어렵다.
6. 어떤 것을 기다리기가 어렵다–즉, 줄을 서서 있는 동안에 안절부절 못하며, 집단 속에서 다른 사람을 넘어서 말을 하는 등.
7. 자신이나 타인에게 해로운 활동을 하고 싶은 충동, 욕망, 유혹을 뿌리치지 못한다.

—. ____
____

—. ____
____

—. ____
____

장기 목표

1. 충동적인 행동의 빈도를 줄인다.
2. 충동적인 행동의 빈도를 줄이고 사려 깊은 생각을 보이는 행동을 늘린다.
3. 충동적인 행동을 촉발하는 생각을 줄이고 행동을 조절하는 자기 혼잣말을 늘린다.
4. 행동으로 옮기기 전에 멈추어서 생각하고, 듣고, 그리고 계획하는 법을 배운다.

—. ____
____

—. ____
____

—. ____
____

단기 목표들

1. 지난 6개월 동안에 있었던 충동적인 행동을 확인한다.(1, 2)
2. 충동적인 행동양상을 지속하게끔 하는 이유나 보상에 대해서 목록을 작성한다.(3)
3. 충동적인 행동의 결과로 자신이나 타인에게 미친 부정적인 결과에 대해서 목록을 작성한다.(4, 5, 6)
4. 충동적인 행동, 그리고 이러한 행동의 선행요소, 중개요소, 결과를 일지에 기록한다.(7)
5. 충동적인 행동과 자신과 타인에 대한 부정적인 결과 사이의 분명한 연관성을 말로 표현한다.(4, 5, 6, 7, 8)
6. 행동으로 실행하는 것을 결정하기 전에 예상되는 결과에 대하여 피드백을 받을 수 있도록 신뢰하는 친구나 가족들과 그러한 행동에 대해서 자주 검토한다.(9)
7. 충동적인 행동을 촉발하는 생각들을 확인한다.(7, 10)
8. 충동적인 행동을 촉발하는 생각들을 조절하고, 이러한 생각들에 대한 충동적 반응을 줄이기 위하여 인지적 방법을 사용한다.(7, 10)
9. 긴장이나 불안이 충동적인 행동을 촉발시키는데 어떤 역할을 하는지에 대해서 기술한다.(3, 7, 12)
10. 불안을 조절하고 불안의 결과로 일어나는 충동적인 행동을 줄이기 위하여 이완기법을 사용한다.(13)
11. 불안을 조절하기 위하여 행동적 전략을 사용한다.(13, 14)
12. 자기주장적인 일정한 문구를 연습하도록 한다. "당신이…했을 때 나는….하게 느꼈다. 만약에 당신이….했다면 나는 더 좋았을 것 같다."(15)

13. 자기주장을 실행에 옮겼던 상황을 확인하고 그 결과를 기술한다.(16)
14. 행동으로 옮기기 전에 멈추고, 생각하고, 듣고, 계획하는 것을 연습한다.(17)
15. "멈추기, 듣기, 생각하기, 계획하기"를 실행에 옮겼던 경우에 대해서 목록을 작성하도록 하고, 긍정적인 결과에 대해서 언급을 한다.(18)
16. 정신약물학적 개입의 필요성에 대한 의사의 평가에 따른다.(19, 20)
17. 처방한 모든 약물을 복용하며 그 약물의 효과와 부작용에 대해서 보고한다.(19, 20)
18. 충동적인 행동을 억압함으로써 부수적으로 즐거움을 얻을 수 있는 보상에 대해서 인식한다.(21)
19. 충동적인 행동을 그 반향이나 결과를 보아서 대체하고, 환자가 대안을 선택할 수 있는 보상체계를 실행한다.(22)

__. ____
____

__. ____
____

__. ____
____

치료적 중재

1. 충동적인 행동을 한 경우에 대해서 조사하고 기록한다.
2. 환자가 자신을 관찰할 수 있는 능력을 기르도록 지지한다.
3. 충동적인 행동을 함으로써 환자가 얻은 긍정적인 것들에 대해서 목록을 작성하도록 하고, 치료자와 함께 그 목록을 다룬다.
4. 충동성으로 인하여 발생한 부정적인 결과에 대해서 목록을 작성하도록 한다.
5. 자신의 충동성과 부정적인 결과를 경험하는 것 사이의 연관성을 인식하도록 돕는다.
6. 충동적인 행동이나 부정적인 결과에 대한 책임을 부인하는 것에 대하여 직면을 시킨다.
7. 충동적인 행동에 대하여 일지를 기록하도록 하고(시간, 장소, 생각, 행동하기 전에 무슨 일이 있었는지), 그 일지를 치료자와 함께 검토한다.
8. 충동적인 행동과 부정적인 결과 사이의 연관성을 인식하고 그러한 책임감을 받아들여서 말로 표현하도록 강화한다.
9. 충동적인 행동을 실행에 옮기기 전에 피드백을 받을 수 있는 계약을 설정하기 위하여 환자와 배우자/다른 중요한 사람과 합동 치료시간을 갖는다.
10. 충동적인 삽화를 촉발시키는 유발인자를 밝혀내기 위하여 과거의 경험을 조사한다.
11. 환자가 충동적인 행동에 대한 조절력을 얻고 개선해 나가도록 인지적인 방법을 교육시킨다.(생각을 멈춤, 생각을 대체, 재조직 등)
12. 충동적인 행동이 불안에 의해서 촉발되는지 여부와, 불안제거 보상에 의해서도 유지되는지 여부를 조사한다.

13. 점진적 이완, 자기-최면, 생체 피드백 등과 같은 이완 기법을 사용하여 환자가 완전히 이완할 수 있는 방법을 교육하고, 그런 후에 환자가 불편감을 느낄 때 이완을 할 수 있도록 한다.
14. 불안에 대처할 수 있는 긍정적인 행동 대안을 사용하도록 교육한다.(예를 들어, 스트레스에 대해서 다른 누군가에게 말을 하거나, 모든 반응을 연기하는 타임-아웃을 가지거나, 친구나 가족들을 부르거나, 신체적인 운동에 참여하는 것 등이다.)
15. 모델링, 역할연기, 행동적 시연을 사용하여 자기주장적인 일상적 문구 "당신이 ...했을 때 나는 ....하게 느꼈다. 만약에 당신이.... 했다면 나는 더 좋았을 것 같다."를 어려운 상황에서 어떻게 사용하는 지를 보여준다.
16. 자기주장을 실행한 경우를 검토하고, 그런 경험에 대한 느낌과 결과에 대해서도 검토를 한다.
17. 모델링, 역할연기, 행동적 시연을 사용하여 현재의 여러 가지 상황에서 행동을 옮기기 전에 "멈추기, 생각하기, 듣기, 계획하기"를 어떻게 사용하는지를 환자에게 교육한다.
18. 일상의 삶 속에서 "멈추기, 생각하기, 듣기, 계획하기"의 사용을 검토하고 긍정적인 결과를 확인한다.
19. 약물 처방에 대한 평가를 위하여 의사에게 환자를 의뢰한다.
20. 약물에 대한 환자의 순응도, 부작용, 전반적인 효과에 대해서 검토한다. 필요하다면 환자를 재조정하고 정기적으로 약물을 처방한 의사에게 의뢰를 한다.
21. 충동적인 행동의 억압을 강화하는데 있어서 효과적이었던 보상을 환자가 확인하도록 돕는다.
22. 환자와 중요한 다른 사람들이 충동적인 행동을 억제하는 보상체계를 개발하고 지속적으로 시행해 나가도록 돕는다.

—. ____

____

—. ____

____

—. ____

____

진단적 제안들

축 I :	312.34	Intermittent Explosive Disorder (간헐성 폭발장애)
	312.32	Kleptomania
	312.31	Pathological Gambling
	312.39	Trichotillomania
	312.30	Impulse Control Disorder NOS
	312.33	Pyromania
	310.1	Personality Change Due to(Axis III Disorder)
	______	______________________________
	______	______________________________
축 II :	301.7	Antisocial Personality Disorder
	301.83	Borderline Personality Disorder
	______	______________________________
	______	______________________________

친밀한 관계 갈등

행동적 정의

1. 배우자나 다른 중요한 사람들과 자주 또는 끊임없이 마찰이 있다.
2. 배우자나 다른 중요한 사람들과 의사소통이 결여되어 있다.
3. 갈등에 대한 책임감을 다른 사람들에게 분노로 투사하는 양상을 보인다.
4. 부부가 별거를 한다.
5. 법적으로 이혼이 계류 중이다.
6. 동일한 시기에 다수의 친밀한 관계가 휩쓸려 진다.
7. 관계에서 신체적 그리고/또는 언어적 학대가 있다.
8. 의사소통에 있어서 피상적이거나 전혀 없으며, 성적인 접촉도 드물거나 전혀 없고, 배우자와 가까워질 수 없는 활동(일 또는 오락)에 지나치게 몰두하는 양상을 보인다.
9. 문제를 해결하고 신뢰관계를 유지하는데 있어서 개인의 결함으로

인하여 손상된 갈등관계가 반복되거나, 학대적 또는 역기능적인 파트너를 반복해서 선택하는 양상을 보인다.

—. ______________________________

____

—. ______________________________

____

—. ______________________________

____

장기 목표

1. 관계의 종말을 받아들인다.
2. 효과적이고 개방적인 의사소통, 서로 만족하는 성적인 친밀감 그리고 그러한 관계 속에서 교제하는 즐거운 시간을 위하여 필요한 기술을 개발한다.
3. 관계 갈등에서 자신의 역할에 대한 인식을 높인다.
4. 관계에서 다른 중요한 사람들을 존중한다.
5. 학대를 일으키고 점차적으로 증폭시키는 행동에 대하여 식별하는 것을 배운다.
6. 동시에 (많은 친밀한 관계를 맺지 말고) 하나의 친밀한 관계를 맺도록 약속을 한다.
7. 손상된 관계와 연관된 거절을 받아들인 후에 긍정적인 자기-상을 재형성한다.

—. ______________________________

____

—. ____

____

—. ____

____

단기 목표들

1. 배우자 또는 다른 중요한 사람들과 합동 치료시간을 마련하고 적극적으로 참여한다.(1)
2. 환자의 현재 관계의 긍정적인 면을 확인한다.(2, 3, 4)
3. 관계 속에서 일어나는 과거와 현재의 갈등 원인을 확인한다.(5, 6)
4. 각 파트너는 갈등에 대한 자신의 역할을 인식하고, 관계를 개선하기 위하여 자신이 변화되어야 하는 점을 인식한다.(5, 7, 8)
5. 각 파트너는 관계를 개선하기 위하여 다른 사람이 변화되었으면 좋을 것 같은 목록을 작성한다.(9)
6. 각 파트너는 자신이나 다른 사람들로부터 확인된 특수한 행동을 변화시키기 위하여 노력을 할 것을 약속한다.(10, 11)
7. 배우자/다른 중요한 사람들과 의사소통을 하는 횟수와 질을 높인다.(12, 13, 14, 15)
8. 불평을 공손한 요구로 재구성함으로써 비판적인 불평을 줄인다.(16)
9. 관계에 대한 생각과 느낌들을 직접적이고 비공격적인 태도로 표현을 한다.(16, 17)
10. 관계를 위하여 양 쪽 다 가지고 있는 기대를 확인하고 말로 표현

한다.(18)

11. 관계에서 다른 중요한 사람들의 다소의 욕구를 충족시켜야 하는 자신의 책임을 말로써 인식한다.(8, 10, 19)
12. 합리적으로 문제를 해결할 수 있는 새로운 갈등 해결 기법을 사용한다.(20)
13. 파괴적인 친밀한 관계를 반복적으로 형성하는 양상에 대해서 인식한다.(21, 22)
14. 각 파트너는 언어적 또는 신체적 학대를 흔히 일으키며 단계적으로 증폭시키는 행동의 목록을 작성한다.(23)
15. 양쪽 파트너는 서로 학대가 일어날 수 있는 상호작용에서 한 파트너가 "타임-아웃" 사인을 주면 멈출 수 있도록 동의를 한다.(24, 25)
16. 물질남용과 관계 내에서 일어나는 갈등 사이의 연관성에 대해서 동의함을 말로 표현한다.(26, 27)
17. 물질에 의존적인 파트너는 치료를 받고, 맑고 깨끗한 삶을 추구하는데 동의한다. (27)
18. 파트너의 부정의 숨은 뜻을 인식한다.(28, 29)
19. 한쪽 파트너의 부정에 대한 원인과 결과를 인식한다.(30, 31)
20. 관계 속에서 원했던 가까움/거리감의 수준과 이러한 것들이 친밀감에 대한 두려움과 어떻게 관련되어지는지를 논의한다.(32, 33, 34)
21. 이해와 공감을 증진시키기 위하려 서로의 가족과 어린 시절의 경험을 공유한다.(35, 36)
22. 배우자와 즐겁게 접촉하는 시간을 늘린다.(37)
23. 배우자에게 언어적, 신체적 애정을 표현하기 시작한다.(38, 39)
24. 성적 기능부전의 여부를 확인한다.(40, 41, 42)

25. 각 파트너의 가족적 근원에서 유래된 성적 행동, 믿음, 태도의 양상을 확인한다.(43)
26. 초기의 파괴적 경험의 반영이 아닌 건강하고 서로 만족스러운 성적 태도, 행동을 확립하도록 노력한다.(44)
27. 관계의 상실로 인한 비탄과 관련된 다양한 느낌들을 말로 표현한다(예를 들어, 부정, 죄책감, 분노, 당황, 두려움, 외로움 등).(33, 45, 46)
28. 외로움을 어떻게 대처하는 지에 대한 계획을 표현한다.(47, 48, 49)

___. ____
____

___. ____
____

___. ____
____

치료적 중재

1. 의사소통을 늘리고 문제해결 기술을 학습하는데 초점을 맞추어 다른 중요한 사람들과 합동치료 시간을 가진다.
2. 환자가 관계를 형성하는데 집중하는 행동을 인식하도록 돕는다.
3. 관계에 대하여 긍정적인 면과 다른 중요한 사람에 대하여 긍정적인 면을 목록화 하도록 한다.
4. 치료시간 사이에 커플이(부부가) 시간을 함께 보내도록 하고 관계

속에 남아있는 긍정적인 것들을 주목하고 일지에 기록하게 한다. 환자는 치료자와 함께 다음 치료시간을 가질 때까지 다른 사람에게 일지의 자료를 보여주면 안 된다.

5. 관계와 관련하여 현재 지속되고 있는 갈등을 조사한다.
6. *The Intimate Enemy* (Bach and Wyden)라는 책을 읽도록 하고 치료자와 함께 핵심 개념을 다룬다.
7. 관계 속에서 발생하는 갈등에 대한 책임감의 투사나 회피에 대해서 각 파트너에게 직면시킨다.
8. 관계를 개선하기 위해서 자신에게 변화가 요구되어지는 목록을 각자 작성하도록 한다.
9. 관계를 개선하기 위해서 다른 사람에게 변화가 요구되어지는 목록을 각자 작성하도록 한다.
10. 자기 자신의 목록과 자신에 대한 파트너의 목록을 바탕으로 구체적인 행동을 변화시키기 위하여 노력을 시작하겠다는 상호간의 약속을 한다.
11. 합동치료 시간에 각 파트너가 관계를 개선하기 위하여 필요하다고 믿는 변화에 대해서 검토한다.
12. 매주 2~3회 주의 산만함 없이 갈등 문제에 대해서 의사소통을 할 수 있는 10분의 시간을 따로 가지도록 과제를 낸다. 치료시간 동안에 치료자와 함께 커플이(부부가) 연습을 하고 집에서 해보게 한다. 과제를 안전하게 하도록 함으로써 다음 치료시간에 각 피트너와 함께 생각과 느낌을 조사한다.
13. PREP같은 기술을 바탕으로 하는 결혼/관계 세미나에 환자가 참석하도록 격려하고, 거기에서 배운 기술을 합동치료시간과 집에서 계속 연습하도록 한다.
14. 치료시간에 각 파트너에게 감정의 표현과 의사소통을 명료하게

하도록 지지한다.

15. 미리 선택된, 감정적이지 않는 갈등이 없는 화제에 대해서 배우자와 매일 대화를 하게끔 한다.
16. 커플에게 불평을 요구로 재구성하도록 하고 이러한 요구를 충족시키도록 파트너의 동의를 구한다.
17. 자기주장 훈련을 시키거나 강의와 과제를 통하여 자기주장 기술을 교육하고 촉진시키는 그룹에 환자를 의뢰한다.
18. 관계에 대한 비합리적인 믿음과 비현실적인 기대를 직면시키고 커플 서로와 관계에 대해서 보다 현실적인 믿음과 기대를 가지도록 지지한다.
19. 양쪽 파트너에게 서로 만족스러운 관계를 유지하기 위해서는 상대방의 욕구와 욕망을 충족시켜주기 위해서 때로는 자신의 욕구와 욕망을 기꺼이 희생시킬 수 있어야 한다는 핵심적인 개념을 교육한다.
20. 커플에게 "해야 할 그리고 하지 말아야 할 목록", "공정한 싸움 단계"(Bach and Wyden)같은 갈등 해결 기법을 교육하고 치료시간과 집에서 이러한 기법을 연습하도록 한다.
21. 현재의 관계에서 그들 자신에게 반복되는 파괴적인 친밀한 관계의 상호작용을 확인하기 위하여 각 파트너의 가족력의 근원을 조사한다.
22. 이전의 역기능적인 친밀한 관계에 관하여 각 파트너의 개인력을 수집한다.
23. 이전에 학대적 행동을 일으켰던 단계별로 증폭되는 행동의 목록을 각 파트너가 작성하도록 한다.
24. 만약 임박한 학대의 두려움이 있다면 즉각적으로 상호작용을 중지하는데 사용되어지는 분명한 언어적, 신체적 신호를 각 파트너

가 확인하도록 돕는다.

25. 양 쪽 파트너에게 "타임-아웃" 신호는 논쟁 없이 호의적으로 반응해야 함을 단단히 약속을 받도록 한다.
26. 그들의 관계에서 갈등 그리고/또는 학대를 유발하는 물질남용의 역할에 대해서 조사한다.
27. 약물 의존성이 있는 파트너를 위하여 물질 남용에 대한 치료에 동의하도록 간청한다.(이 책의 물질 의존의 장을 보라.)
28. Emily Brown의 *Pattern of Infidelity and Their Treatments*에 나오는 "Five Degrees For Affairs"를 사용하여 부정(infidelity)의 숨은 의미를 커플이 깨닫도록 한다.
29. *After the Affair* (Abrahams-Spring)를 읽게 하고 합동치료시간에 치료자와 함께 그 책을 읽고 느낀 주요 사상을 다룬다.
30. 다수의 친밀한 관계를 유지하게끔 하는 욕구에 대해서 조사한다.
31. 다수의 친밀한 관계로 인한 자신과 타인의 영향에 대해서 토론한다.
32. *Getting the Love You Want* (Hendrix)를 읽게 하고 그리고/또는 관계 기술을 개발하기 위하여 이마고(imago) 워크샵에 참석하도록 한다.
33. 관계의 상실과 관련된 느낌을 조사하고 명료화한다.
34. 너무 친밀해지는 것에 대한 두려움과 상처, 거절 또는 버림에 민감한 감정에 대해서 각 파트너를 조사한다.
35. 그들이 경험했던 소아기 시절의 상처를 서로가 공유할 수 있는 이마고 연습을 하도록 도와주어서 서로에 대한 이해와 공유를 증진시킨다.(형식: 사건의 회상; 부모와 함께 하는 것과 관련해서 무엇이 즐거웠는지 말한다; 다음에 부모로부터 어떻게 상처받은 지를 말한다; 마지막으로 부모로부터 결코 얻지는 못했지만 무엇을

원하였는지에 대해서 말한다. 각 사건별로 반복한다.)

36. 각자 가계도를 완성하게 하고 합동치료시간에 자신과 다른 사람의 가계도를 공유함으로써 서로에 대한 공감과 인식의 폭을 증진시킨다.
37. 파트너와 같이 공유했던 사회적/여가 활동들을 확인하고 계획하는 것을 돕는다.
38. *Passionate Marriage* (Schnarch)을 읽게 하고 그리고/또는 Schnarch가 지도하는 커플모임이나 은둔 주말에 참석하도록 해서 이러한 독서나 모임으로부터 얻은 주요 개념을 실행하고 연습하도록 한다.
39. 배우자와의 성적인 교류나 애정을 표현하는데 있어서 환경적인 저항을 최소화 한다.(?)
40. 모든 성적인 문제를 파악하고 감별진단하기 위하여 그들의 성 관계 성질을 커플이 함께 조사하도록 한다.(이 책의 여성 성 기능부전, 남성 성 기능부전에 대한 장을 보라.)
41. 성 기능부전에 대한 평가를 위하여 성 기능부전을 전문적으로 치료하는 의사에게 의뢰한다.
42. 성 기능부전의 부분을 확인하고 그 정도를 파악하기 위하여 그들의 자세한 성 관계력을 각 파트너로부터 얻는다.
43. 그 커플과 그들의 확장된 가족들이 보이는 성적인 행동, 활동, 믿음의 경향을 확인할 수 있는 성적 가계도를 합동 치료시간에 커플이 함께 만들도록 한다.
44. 각 파트너가 이전의 소아기 경험, 개인 또는 가족의 훈련 혹은 경험에 의존하지 않고 건강하고, 서로 만족스러운 성적인 믿음, 태도, 행동을 개발하는데 전념하도록 지지한다.
45. 상실을 해결하고 새로운 인생에 적응하는데 도움을 주기 위하여

지지단체나 이혼 세미나에 환자를 보낸다.

46. *How to Survive the Loss of a Love* (Colgrove, Bloomfield, and Mc Williams)을 읽게 하고 치료자와 함께 주요 개념을 다룬다.
47. 혼자 살거나 독신으로 사는데 적응할 수 있도록 환자를 도와주고, 지지하며, 격려한다.
48. 환자가 이용할 수 있는 지역사회 자원과 사회적 기회를 인식하도록 한다.
49. 사회적 위축과 거절에 대한 두려움을 극복하기 위하여 새로운 사회적 관계를 구축하기 위한 구체적인 계획을 세우도록 환자를 돕는다.

___. ______________________________

____

___. ______________________________

____

___. ______________________________

____

진단적 제안들

축 I :	312.34	Intermittent Explosive Disorder (간헐성 폭발장애)
	309.0	Adjustment Disorder with Depressed Mood (우울한 기분이 동반된 적응장애)
	309.24	Adjustment Disorder with anxiety

		(불안이 동반된 적응장애)
	300.4	Dysthymic Disorder(기분부전증)
	300.00	Anxiety Disorder NOS (달리 분류되지 않는 불안장애)
	311	Depressive Disorder NOS (달리 분류되지 않는 우울장애)
	309.81	Posttraumatic Stress Disorder (외상후 스트레스 장애)
	______	______________________
	______	______________________
축 II :	301.20	Schizoid Personality Disorder (분열성 인격장애)
	301.81	Narcissistic Personality Disorder (자기애성 인격장애)
	301.9	Personality Disorder NOS (달리 분류되지 않는 인격장애)
	______	______________________
	______	______________________

법적인 갈등

행동적 정의

1. 법적인 소송이 계류 중이다.
2. 법적 소송으로 인한 가석방 또는 집행유예 상태에 있다.
3. 법적인 압력이 치료에 들어가는 결정에 중요하게 작용해 왔다.
4. 수많은 구속이 있었던 범법 행위의 기왕력이 많다.
5. 물질 의존으로 인하여 여러 번 구속이 있었고 현재 재판에 연루되어 있다.
6. 감정적 격동으로 인하여 이혼소송이 계류중이다.
7. 현재 법적인 소송으로 인하여 자유의 상실에 대한 두려움이 있다.

—. ____

____

—. ____

____

—. ___________________________________

____

장기 목표

1. 법정의 명령을 받아들이고 책임감 있게 반응을 한다.
2. 물질의존이 법적인 문제에 어떻게 영향을 주었는지를 이해하고, 회복의 필요성을 받아들인다.
3. 구속을 일으켰던 결정과 행동에 대해서 책임감을 인정하고 자신의 행동을 통제할 수 있는 보다 높은 도덕적, 윤리적 기준을 마련한다.
4. 치료에 대한 필요성을 내재화해서 보다 사회적인 위치로 가치와 생각, 감정들을 변화시킨다.
5. 지역사회에서 책임감 있고 훌륭한 지위의 시민이 된다.
6. 자신의 힘으로 어찌할 수 없고, 제어할 수 없는 법정의 활동에 수긍을 하고 적응을 한다.

—. ___________________________________

____

—. ___________________________________

____

—. ___________________________________

____

단기 목표들

1. 현재 법정에 연루된 행동을 기술한다.(1)
2. 법석인 갈등을 해결하기 위하여 조언자를 만나고 조언을 구한다.(2)
3. 선고문에 충실하도록 법관과 정기적으로 접촉한다.(3)
4. 법적 문제에 영향을 준 약물 그리고/또는 알코올 남용의 역할에 대해서 말로 표현한다.(4, 5)
5. 계속 금주(절제)하겠다는 소망을 진술한다.(6)
6. 집행유예/가석방의 규칙에 따라서 금주(절제)를 유지한다.(6, 7)
7. 결과적으로 불법적 행동을 일으킨 일련의 결정, 활동에 대해서 책임감을 인정하고 말로 표현한다.(8, 9)
8. 법 테두리 내에서 허용이 되는 행동의 가치기준을 진술한다.(8, 9, 10)
9. 분노감, 좌절감, 무력감, 또는 우울감이 불법적 행동에 어떻게 영향을 주었는지에 대해서 말로 표현한다.(11, 13)
10. 불법적 행동과 연관되어 있는 부정적 감정 상태의 원인을 확인한다.(12, 13, 14)
11. 반사회적 행동을 조장하는 인지적 왜곡을 확인한다.(15)
12. 긍정적 행동을 조장하는 긍정적 혼잣말을 실행한다.(16)
13. 분노 조절 모임에 참석한다.(17)
14. 불법적 활동에 의지하지 않고 생활의 욕구를(즉, 사회적, 경제적) 충족시키는 방법을 확인한다.(18, 19)
15. 성공적으로 고용이 되는 방법을 배우는 반에 참석한다.(20)
16. 자신의 자존심을 세우고 타인과의 신뢰감을 형성하기 위하여 정직의 중요성을 이해하고 말로 표현한다.(21)

17. 불법적 행동에 대한 손해배상의 계획을 마련하고 실행한다.(21, 22)

__. ____

____

__. ____

____

__. ____

____

치료적 중재

1. 법적 갈등을 일으킨 환자의 행동을 조사하고, 그러한 행동이 반사회적 행동 양상에 들어가는지의 여부를 평가한다.(이 책의 반사회적 행동의 장을 보라.)
2. 환자가 법적인 문제를 해결하기 위한 계획을 마련하도록 변호사를 만나게 한다.
3. 법관과의 약속을 지키도록 격려하고 추적 관찰한다.
4. 약물의존의 문제와 그것이 법적인 갈등에 어떻게 영향을 주었는지에 대해서 조사한다.
5. 약물의존에 대한 부정을 중독의 여러 가지 부정적인 결과를 조사함으로써 환자에게 직면시킨다.
6. 판단력을 향상시키고 행동을 조절하기 위한 방법으로서 물질의존으로부터의 회복과 금주(절제)하기 위한 계획의 필요성을 강화한다.(이 책이 물질의존 장을 보라)

7. 타당하다면 생리적 측정을 통하여 확인을 함으로써 금주(절제)를 강화하고 추적 관찰한다.
8. 불법적 행동을 허용하는 가치기준을 명료화하도록 환자를 돕는다.
9. 자신의 불법행동을 부정하고 다른 사람에게 책임감을 투사하는 것에 대해서 직면시킨다.
10. 법의 테두리와 관련된 가치기준을 토론하고, 다른 사람들의 권리뿐만 아니라 법 테두리를 벗어나는 결과에 대해서도 토론한다.
11. 불법적 행동을 일으킨 부정적 감정상태에 대해서 조사한다.
12. 범법행동을 의식적으로나 무의식적으로 조장하는 내재된 부정적 감정의 원인에 대해서 조사한다.
13. 감정적 갈등과 반사회적 충동을 다루기 위해서 환자가 지속적으로 카운슬링을 받도록 의뢰한다.(이 책의 반사회적 행동, 분노 관리, 또는 우울에 대한 장을 보라.)
14. 병식과 해결능력을 키우기 위해서 현재 또는 과거의 감정적 갈등과 연관되어 있는 반사회적 행동을 해석한다.
15. 불법적 행동을 조장하는 인지 믿음 구조를 명료화하고 평가한다.
16. 법의 테두리를 유지하고 다른 사람들의 권리를 존중하는 인지 구조를 재구성 한다.
17. 충동 또는 분노 관리 그룹에 환자를 의뢰한다.
18. 불법적 행동의 개입없이 사회적, 경제적 욕구를 충족할 수 있는 방법을 환자와 함께 찾는다.(예를 들어, 고용, 보다 좋은 교육이나 기술 연마, 정신적으로 충만한 단체 등)
19. 사회적 행동과 반사회적 행동의 차이에 대해서 환자에게 교육을 한다. 그런 후에, 법을 존중하고, 다른 사람들을 돕고, 규칙적으로 일하는 모습을 어떻게 보여줄 지에 대해서 구체적인 계획을 세우도록 돕는다.

20. 환자의 고용에 도움을 주기 위하여 고용 촉진 센터에 환자를 의뢰한다.
21. 환자가 자기 존중과 타인에 대한 신뢰감을 형성하는데 있어서 정직의 중요성을 이해하도록 돕는다.
22. 환자가 자기-가치를 느끼는데 있어서 손해배상의 중요성을 인식하도록 도와주며, 그리고 나서 자신의 행동의 결과로 인한 손해배상을 하는데 있어서 계획을 세우도록 돕는다.

__. ____

____

__. ____

____

__. ____

____

진단적 제안들

축 I :	304.20	Cocaine Dependence(코카인 의존증)
	303.90	Alcohol Dependence(알코올 의존증)
	312.32	Kleptomania((병적 도벽)
	V71.01	Adult Antisocial Behavior(성인 반사회적 행동)
	309.3	Adjustment Disorder with Disturbance of Conduct(행위의 장애가 동반된 적응장애)
	______	______________________
	______	______________________

축 II : 301.7 Antisocial Personality Disorder
(반사회적 인격장애)

______ ________________________________

______ ________________________________

낮은 자존심

행동적 정의

1. 칭찬의 말을 받아들이지 못한다.
2. 자기를 비하하는 표현을 한다–자신을 매력적이지 못하고, 가치가 없으며, 실패자며, 부담을 주고, 중요하지 않은 사람으로 본다. 쉽게 자신을 비난한다.
3. 외모에 대한 자존심이 떨어진다.
4. 다른 사람들에게 '아니오' 라는 말을 하기가 어렵다; 다른 사람들에게 호감을 줄 수 없다고 생각한다.
5. 다른 사람으로부터, 특히 동료들로부터의 거절에 대한 두려움이 있다.
6. 인생에 대한 어떠한 목표가 결여되어 있으며, 자신에 대하여 부적절하게 낮은 목표를 설정한다.
7. 자신에 대하여 긍정적인 면들을 인식하지 못한다.

8. 사회적 상황, 특히 대규모 단체에서 마음이 불편하다.

—. ____

____

—. ____

____

—. ____

____

장기 목표

1. 자존심을 강화한다.
2. 일관된 긍정적 자기-상을 확립한다.
3. 외모에 자부심을 갖고, 보다 자기주장적이며, 시선접촉을 더 많이 하며, 자기-말 메시지에서 긍정적인 특성을 동일화 하는 과정을 통하여 향상된 자존심을 보여준다.

—. ____

____

—. ____

____

—. ____

____

단기 목표들

1. 다른 사람들보다 유능하지 못하다고 느끼는 것을 인정한다.(1, 2)
2. 자기를 비하하는 말에 대한 인식을 높인다.(3, 4)
3. 과거와 현재 상황에서 낮은 자존심의 근원에 대한 통찰력을 높인다.(5, 6)
4. 자기-상을 개선한 성취를 확인하고, 이러한 목표를 달성하기 위한 계획을 말로 표현한다.(7, 8, 9)
5. 자기만족을 위하여 자신의 충족되지 않는 욕구들의 목록을 작성한다.(10)
6. 확인된 욕구들을 충족하기 위하여 적극적으로 노력하는 계획을 명확히 표현한다.(11, 12)
7. 거절에 대한 두려움을 감소시키는 반면에 자기-수용에 대한 진술을 증가시킨다.(5, 13, 14, 15)
8. 부정적인 자기-묘사 진술의 빈도를 감소시키고, 긍정적인 자기-묘사 진술을 증가시킨다.(4, 13, 15)
9. 자신의 긍정적인 특성과 재능을 확인한다.(13, 14, 16, 17)
10. 다른 사람과의 시선접촉을 늘린다.(16, 18, 19)
11. 개인의 감정을 인식하고 표현하는 능력이 향상되었음을 보여준다.(20, 21)
12. 자신에 대해서 부정적으로 말을 하고, 어떠한 위험도 감수하지 않으려 함으로써 얻게 되는 모든 이차적 이득을 확인한다.(22, 23)
13. 일상의 외모와 개인위생에 대해서 책임을 진다.(24)
14. 다른 사람으로부터의 칭찬을 긍정적으로 받아들인다.(16, 19, 25)
15. 자기주장적인 행동의 빈도를 늘린다.(11, 12, 26)
16. 삶의 모든 부분에서 자신을 위하여 현실적이고, 적절하며, 달성할

수 있는 목표를 세운다.(7, 27)
17. 삭감없이 성취를 위한 말의 책임감을 진다.(14, 25, 28)
18. 낮은 자존심을 강화시켜왔던 부정적인 자기-말 메시지를 확인한다.(3, 9, 29)
19. 자존심을 강화하기 위하여 긍정적인 자기-말 메시지를 사용한다.(14, 30, 31)
20. 사회적 상황에서 자신감을 가지고 말을 하는 빈도를 늘린다.(18, 19, 32, 33)

__. ____

____

__. ____

____

__. ____

____

치료적 중재

1. 개인 치료시간에 지속적인 시선접촉, 적극적 경청, 무조건적인 긍정적 배려, 따뜻한 수용을 통하여 환자와 적극적으로 신뢰감을 형성하여 자신의 감정을 인식하고 표현할 수 있는 능력을 향상시킨다.
2. 자신에 대한 환자의 평가를 조사한다.
3. 환자의 자기-비하 발언을 직면시키고 재구성한다.
4. 환자가 자신에 대한 부정적인 느낌을 어떻게 표현하고, 행동하는

지를 환자가 인식하도록 돕는다.

5. 환자가 거절에 대한 두려움을 이해하고, 이러한 두려움이 과거에 거절이나 버림받음에 대한 경험과의 연관성에 대해서 인식을 하도록 돕는다.
6. 학대 사건(감정적, 신체적, 성적)과 그러한 사건들이 자신에 대한 느낌에 어떻게 영향을 주었는지를 토의하고, 강조하며, 해석한다.
7. 현실적이고 달성할 수 있다고 확신하는 목표들을 환자가 분석하도록 돕는다.
8. *The Building Blocks of Self-Esteem* (Shapiro)과 같은 학습지나 정선된 개인 훈련을 통하여 자존심 강화 훈련을 하도록 한다.
9. *The 10 Days to Self-Esteem!* (Burns) 책으로 연습을 분석하고 완료하도록 한다.
10. 자신의 욕구를 인식하고 말로 표현할 수 있는 능력을 갖도록 돕는다.
11. 충족되지 않는 욕구를 표현하는데 있어서 환자에게 지지가 되는 합동 또는 가족 치료시간을 가진다.
12. 욕구를 충족할 수 있는 구체적인 활동 계획을 마련하도록 환자를 돕는다.
13. 매일 자신에 대한 긍정적인 진술을 한 가지씩 하도록 하고 그것을 차트나 일지에 기록하도록 한다.
14. 자신감과 성취(소양)에 대한 긍정적인 진술의 사용을 말로서 강화한다.
15. 자신감과 긍정적인 자기-상을 강화하는 쪽으로 자기-말을 개발하도록 환자를 돕는다.
16. 거울을 보고 자신에 대해서 긍정적인 말을 하는 거울 연습을 하게 한다.

17. 환자의 긍정적인 자기 묘사 진술을 강화한다.
18. 환자가 다른 사람과의 시선접촉을 회피할 때 직면시킨다.
19. 환자가 말을 하는 상대가 누구라도 시선접촉을 하도록 한다.
20. 일상의 근거 하에 감정의 일지를 기록하도록 한다.
21. 감정을 확인하고 분류하도록 한다.
22. 부정적인 행동 양상을 유지하는데 있어서 이차적인 이득의 의미와 영향을 환자에게 교육한다.
23. 자기 비하와 위험 감수의 회피가 어떻게 이차적인 이득을 일으키는지 환자가 인식하도록 돕는다.(예를 들어, 다른 사람으로부터의 칭찬, 다른 사람에게 책임감을 넘김 등)
24. 환자의 외모와 위생상태에 대해서 점검을 하고 필요하면 피드백을 준다.
25. 다른 사람으로부터의 정중한 칭찬이나 인사를 인식하고 받아들이도록 한다.
26. 자기주장 훈련을 시키거나 강의나 과제를 통해서 자기주장 기술을 교육하고 강화하는 그룹에 환자를 의뢰한다.
27. 인생의 여러 부분을 위한 목표를 작성하고 이러한 목표를 달성하기 위한 단계들을 계획하도록 한다.
28. 성취의 목록을 작성하도록 한다. 이러한 성취를 자기-상에 통합하도록 다룬다.
29. 환자가 자신과 세상에 대한 왜곡되고 부정적인 믿음을 확인할 수 있도록 돕는다.
30. *What to Say When You Talk to Yourself* (Helmstetter)를 읽게 하고 치료자와 함께 주요 내용을 분석한다.
31. 인생사를 해석하는데 있어서 자기에게 보다 현실적이고, 긍정적인 메시지를 사용하도록 강화한다.

32. 사람들에게 인사말을 하고 대화를 하는데 있어서 환자의 사회 기술을 향상시키기 위하여 역할연기와 행동적 시연을 사용한다.
33. 환자에게 *Shyness* (Zimbardo)를 읽도록 권유한다.

__. ____

__. ____

__. ____

진단적 제안들

축 I :	300.23	Social Phobia(사회 공포증)
	300.4	Dysthymic Disorder(기분부전장애)
	296.xx	Major Depressive Disorder(주요 우울장애)
	296.xx	Bipolar I Disorder(I형 양극성 정동장애)
	296.89	Bipolar II Disorder(II형 양극성 정동장애)
	____	____________________
	____	____________________

남성 성적 기능부전

행동적 정의

1. 성적 활동에 대한 욕망이나 즐거운 기대가 지속적으로 아주 낮거나 전혀 없다.
2. 서로 애정을 가지고 존중하는 관계에도 불구하고 모든 성적 접촉에 강한 회피 그리고/또는 혐오감을 보인다.
3. 성적 흥분과 자극의 정상적인 생리 반응이 반복적으로 결여되어 있다.(발기를 하고 그리고/또는 유지하는 것)
4. 성적인 행위를 하는 동안에 주관적인 즐거움과 쾌락감이 지속적으로 결핍되어 있다.
5. 좋아하는 파트너와 감각적인 성적 쾌락행위를 함에도 불구하고 성적으로 자극이 된 후에 사정에 도달하는 시간이 지속적으로 늦거나 없다.
6. 성 행위 전, 동안, 또는 후에 성기부위에 통증이 있다.

—. ____
____

—. ____
____

—. ____
____

장기 목표

1. 성적 활동에 대한 욕망과 즐거움을 증가시킨다.
2. 성 행위 동안에 생리적인 흥분 반응을 일으키고 유지한다.
3. 성적 자극에 집중하고 적절한 시간과 강도로 사정에 도달한다.
4. 성 행위 전, 동안, 그리고 후의 통증을 제거하고 주관적인 쾌락을 얻는다.

—. ____
____

—. ____
____

—. ____
____

단기 목표들

1. 성적 파트너와의 관계에 관한 생각과 느낌을 함께 공유한다.(1, 2)
2. 분노와 감정적 거리감을 유발하는 관계에서 일어나는 갈등과 충족되지 않는 욕구들을 파트너와 자유롭게 토론한다.(1, 2)
3. 근원적인 가족 경험에서 학습된 성적 태도에 대해서 토론한다.(3, 4, 5)
4. 성적인 태도, 느낌, 행동에 영향을 준 모든 경험을 조사하기 위하여 자세한 성적 이력을 수집한다.(3, 4, 5, 6)
5. 종교적인 학습이 성적인 태도, 느낌, 행동에 어떻게 부정적으로 영향을 주었는지에 대한 이해를 진술한다.(4, 5, 6)
6. 소아기 또는 청소년기의 성적 경험과 관련된 부정적 느낌을 표현한다.(3, 4, 5, 7)
7. 성적인 충격 또는 학대 경험과 관련된 감정의 해결을 말로 표현한다.(7, 8)
8. 부정적인 성적 태도와 반응의 발단에 있어서 근원적인 가족 경험의 역할에 대한 이해를 말로 표현한다.(3, 4, 5, 6, 9)
9. 소아기 때에 긍정적인 성 역할 모델의 결여와 현재 성인으로서 성 기능부전 사이의 연관성에 대한 이해를 말로 표현한다.(3, 4, 5, 10)
10. 성적인 활동을 하는 동안에 두려움, 수치심, 분노, 또는 비탄을 유발하는 부정적인 인지 메시지를 말로 표현한다.(11)
11. 편안한 쾌락을 유도하는 긍정적이고 건강한 자동 사고의 발전을 말로 표현한다.(12, 15, 26)
12. 긍정적이고 건강한 성적태도를 말로 표현한다.(13, 14, 15)
13. 인간의 성 행위에 대한 책을 읽도록 하고 토론한다.(13, 14)

14. 성적인 느낌과 행동을 정상적이고 건강한 것으로 받아들임을 진술한다.(13, 14, 15, 16)
15. 성적으로 연관된 신체 부위를 적절한 용어를 사용하여 성 기능에 관한 정확한 정보를 자유롭게 말로 표현함으로써 성 행위에 대한 건강함과 정확한 지식을 보여준다.(13, 14, 15)
16. 성적 반응을 저해하는 물질 남용을 절제한다.(4, 16)
17. 성적 기능부전에 영향을 주는 신체 질환 또는 약물의 역할에 대한 이해를 말로 표현한다.(16, 17, 18)
18. 의사의 자세한 검사에 협조하고 그 결과를 보고한다.(16, 18)
19. 발기 부전에 대한 처방 약을 복용하고 그 효과와 부작용에 대해서 보고한다.(19)
20. 우울증의 느낌과 원인에 대해서 토론한다.(1, 7, 20, 21)
21. 실패의 원인이 되었던 행동, 감정과 관련해서 이전에 실패한 친밀한 관계 사이의 연관성을 말로 표현한다.(4, 22)
22. 은밀한 관계에 대한 느낌과 이러한 관계 중에서 하나를 종결하는 결정에 대해서 상의한다.(1, 23)
23. 동성에 대해서 호감이 있다면 숨김없이 인정하고 상의한다.(4, 11, 23, 24)
24. 감각 집중 훈련을 혼자서 그리고 파트너와 함께 연습을 하고 이러한 행위와 관련된 느낌을 공유한다.(25, 26, 27)
25. 매일 성적인 느낌과 생각에 대하여 일지에 기록한다.(13, 28, 29)
26. 성적 흥분을 자극하는 성적 환상의 일지를 쓴다.(28, 29)
27. 쾌락과 만족을 강화하는 성 행위를 위하여 환경을 설정하고 새로운 성교체위를 시행한다.(14, 30, 31)
28. 보다 자기주장적인 행동을 하게 함으로써 성적인 욕구, 느낌, 욕망을 공유하게 하고, 보다 감각적으로 행동하며, 쾌락을 표현할

수 있도록 한다.(27, 39, 30, 31)

29. 성적 흥미 또는 성 행위를 방해하는 스트레스를 감소시키기 위하여 갈등을 해소하고 대처 전략을 개발한다.(1, 20, 32)
30. 성 기능을 방해하는 낮은 자존심 문제를 토론하고 긍정적인 자기-상을 말로 표현한다.(5, 7, 9, 20, 33)
31. 파트너가 성적으로 너무 공격적이거나 비판적으로 인식이 됨을 근거로 해서 파트너에게 그러한 위협감을 전달한다.(2, 33, 34)
32. 성 행위 동안에 스퀴즈 테크닉(squeeze technique)을 시행하고 조기 사정을 천천히 하는데 성공했는지 와 자신에 대한 느낌과 그러한 방법에 관한 느낌을 보고한다.(33, 35)
33. 성적 활동에 대한 증가된 욕망과 쾌락을 말로 표현한다.(19, 20, 30, 31, 36)

__. ______________________________

__. ______________________________

__. ______________________________

치료적 중재

1. 조화와 만족도의 정도를 보아서 성적 파트너와의 관계를 평가한다.
2. 갈등해소, 감정 표현, 성교육에 초점을 맞추는 합동치료 시간을 마

련한다.

3. 억제, 죄책감, 두려움, 또는 혐오감을 일으키는 근원적 가족력에 대해서 조사한다.
4. 자세한 성적 이력을 조사하여 현재 성인으로서 성적 기능뿐만 아니라, 소아와 청소년기의 성적 경험, 성 지식에 대한 정도와 출처, 전형적인 성 행위와 빈도, 의학적 병력, 기분-조절 물질의 사용 등에 대한 정보를 얻는다.
5. 성적인 것에 대한 부정적인 태도를 학습시킨 근원적인 가족의 역할을 조사한다.
6. 성적인 행동과 생각에 관하여 죄책감과 수치심을 강화시키는 종교적 수련의 역할을 조사한다.
7. 성적인 충격이나 학대가 있는지에 대해서 환자의 과거력을 조사한다.
8. 성적인 장면에서 충격을 받은 감정적 상처에 대해서 분석한다.(이 책의 성적 학대 에 대한 장을 보라)
9. 현재 성인으로서 성적 기능부전의 발단이 된 소아기의 건강하지 못한 성적 태도와 경험의 역할에 대해서 통찰력을 갖도록 돕는다. 부정적인 성적 태도와 경험을 과거 속으로 묻어두고(과거 탓으로 돌리고), 그러한 영향으로부터 자유로울 수 있는 행동적 노력을 하도록 약속하게 한다.
10. 환자의 소아기 또는 청소년기에 경험했던 성 역할 모델에 대해서 조사한다.
11. 성 행위 전, 동안, 그리고 후에 부정적 감정을 유발하는 자동적 사고에 대해서 조사한다.
12. 쾌락, 이완, 탈억제 반응을 일으킬 수 있는 건강한 대안사고 (alternative thoughts)를 가지도록 훈련한다.

13. 성적인 신체부위, 성적인 느낌, 성적인 행동에 대해서 자유롭고, 호의적으로 말할 수 있도록 환자를 탈억제 시키고 교육을 한다.
14. 정확한 성에 대한 정보 그리고/또는 성적 자극집중을 강화하고 탈억제 하는 성 훈련의 윤곽을 잡을 수 있는 책을 읽도록 한다.(e.g., *Sexual Awareness* by McCarthy, *The Gift of Sex* by Penner and Penner, or *The New Male Sexuality* by Zilbergeld)
15. 성적인 생각, 느낌, 행동에 대해서 자유롭게, 박식하게, 긍정적으로 말할 수 있도록 강화한다.
16. 환자의 물질남용, 당뇨병, 고혈압, 또는 갑상선 질환이 성 기능에 영향을 줄 수 있는 부분에 대해서 평가한다.
17. 환자가 복용했던 약 중에서 성 기능에 부정적인 영향을 주었던 것은 없는지에 대해서 조사한다.
18. 성 기능부전에 대한 기질적 요인을 완전히 배제할 수 있도록 자세한 신체 이학적 검사를 받기 위해 의사에게 의뢰한다.
19. 의사는 환자의 성적 흥분장애를 치료하기 위하여 약물을 처방한다.(e.g., Vigra or hormone replacement)
20. 성적 욕망이나 행위를 억압하는 우울증 부분에 대해서 평가한다.
21. 우울증을 치료하기 위하여 항우울제 처방을 의뢰한다.
22. 친밀한 관계에 대한 두려움과 이러한 관계에서 반복된 실패가 있었는지에 대해서 조사한다.
23. 파트너와의 성적 기능부전을 설명할 수 있는 모든 은밀한 성 관계에 대해서 상의한다.
24. 이성에 관심이 없음을 설명할 수 있는 동성애적 흥미에 대해서 조사한다.
25. 환자의 성적 혐오감을 탈감작 시키고 억제를 줄일 수 있는 육체 탐험과 인식훈련을 하도록 한다.

26. 파트너와 단계적인 성적 쾌락 훈련을 하도록 하여 성 행위에 대한 불안을 감소시키고, 신체적으로 흥분감을 경험하는데 집중하도록 한다.
27. 파트너와 육체적-쾌락 훈련(body-pleasuring exercise)을 하도록 하여 덜 억압적이고, 덜 제한적인 성 행위를 하게 한다.
28. 성적인 생각과 느낌을 일지에 기록하도록 하여서 그러한 것들을 건강한 것으로 인식하고 받아들일 수 있도록 한다.
29. 성적인 욕망을 자극하는 성적 환상에 탐닉하도록 격려한다.
30. 안심, 흥분감, 만족감을 높이는 성행위를 위한 환경을 설정하고, 성 체위를 실험해 보도록 제안한다.
31. 파트너와 성 행위를 하는데 있어서 보다 성적으로 자기주장적이며, 감각적으로 도발적이며, 자유롭고 탈억제된 경험을 점진적으로 할 수 있도록 지지한다.
32. 환자로 하여금 성적인 욕망이나 행위를 흩뜨리는(방해하는) 일, 확장된 가족, 사회적 관계와 같은 부분의 스트레스를 조사한다.
33. 성적 파트너가 성적 회피를 일으키게 하는 경우처럼 부적절한 두려움에 대해서 조사한다.
34. 파트너가 성적으로 난폭하여 초래되었던 위협감에 대해서 조사한다.
35. 조기 사정을 지연시키기 위하여 스퀴즈 테크닉을 환자와 파트너에게 교육한다. 그 방법에 대한 느낌과 경과를 검토한다.
36. 성 행위에 대한 욕망과 성 행위로 느끼는 쾌락의 표현을 강화한다.

__. ______________________________

____

___. ____

____

___. ____

____

진단적 제안들

축 I : 302.71 Hypoactive Sexual Desire Disorder (성욕 감퇴 장애)

302.79 Sexual Aversion disorder(성적 혐오장애)

302.72 Male Erectile Disorder(남성 발기장애)

302.74 Male Orgasmic Disorder(남성 절정감장애)

302.76 Dyspareunia(성교통증)

302.75 Premature Ejaculation(조루증)

608.89 Male Hypoactive Sexual Disorder Due to(Axis III Disorder) (일반적 의학적 상태에 의한 성욕감퇴 장애)

607.84 Male Erectile Disorder Due to (Axis III Disorder) (일반적 의학적 상태에 의한 남성 발기장애)

608.89 Male Dyspareunia Due to (Axis III Disorder) (일반적 의학적 상태에 의한 남성 성교 통증)

302.70 Sexual Dysfunction NOS (달리 분류되지 않는 성 기능부전)

V61.21 Sexual Abuse of child(995.5, Victim)
(소아 성적 학대)

______ ____________________

______ ____________________

조증 또는 경조증

행동적 정의

1. 말이 많거나 억제할 수 없는 언변(언어압박)이 있다.
2. 사고의 비약 또는 사고가 연달아 일어난다.(사고경주)
3. 과대성 그리고/또는 피해적 믿음이 있다.
4. 수면욕구의 감소와 흔히 식욕의 감퇴가 동반된다.
5. 운동 활동성이 증가하거나 초조감이 있다.
6. 주의집중력이 떨어지고 쉽게 산만해진다.
7. 정상적인 억제기능이 상실되어 고통스러운 결과에 대한 주의를 하지 않고 충동적이고 쾌락 지향적인 행동을 초래한다.
8. 이상한 옷을 입고 외모를 치장한다.
9. 팽창된 기분을 보이고 자신의 행동이 제지당하거나 직면이 되면 쉽게 조급해지고 자극에 과민한 분노를 보인다.
10. 질서가 없고 목표 지향적인 행동의 결여로 인하여 에너지는 넘쳐

나더라도 계획을 끝까지 마무리하는 경우가 드물다.

—. ____________________

____

—. ____________________

____

—. ____________________

____

장기 목표

1. 정신적 에너지를 줄이고 정상적 활동 수준, 적합한 판단력, 안정된 기분, 그리고 목표 지향적인 행동으로 돌아온다.
2. 초조감, 충동성, 언어압박을 줄이는 반면에 행동의 결과에 대해서 주의를 기울이고 보다 현실적인 기대를 갖는다.
3. 잠재되어 있는 낮은 자존심이나 죄책감 그리고 거절, 의존, 버림에 대한 두려움에 대해서 표현한다.
4. 정신치료와 약물치료를 통하여 절제된 행동, 절제된 기분, 그리고 보다 신중한 언어와 사고과정을 얻는다.

—. ____________________

____

—. ____________________

____

—. ____________________

단기 목표들

1. 자신과 자신의 능력, 미래의 계획에 관한 느낌과 생각을 기술한다.(1, 2, 3)
2. 기분상태, 에너지의 정도, 생각을 조절하는 양 그리고 수면양상을 기술한다.(1, 2, 3)
3. 약물치료 그리고/또는 기분과 에너지의 안정화를 위하여 입원의 필요성에 대한 정신과적 평가에 협조한다.(2, 3, 4)
4. 정신과 약물(향정신성 의약품)을 지시하는 대로 복용한다.(4, 5)
5. 의존성, 상실, 버림에 대한 두려움을 공유하면서 치료적 관계의 신뢰감을 보여주기 시작한다.(6, 7, 8, 9)
6. 안정된 기분, 느린 분노반응, 덜 팽창됨, 보다 사회적으로 적절하며 민감해지는 것을 얻는다.(4, 10)
7. 인생에 있어서 실제적인 또는 상상의 상실과 관련된 비탄, 두려움, 분노를 말로 표현한다.(7, 8, 11, 12)
8. 실제와 상상 속의 상실, 거절, 버림받음의 차이를 구별한다.(8, 12)
9. 허풍 속에 잠재되어 있는 낮은 자존심과 거절에 대한 두려움을 인식한다.(9, 10, 13)
10. 낮은 자존심과 버림에 대한 두려움의 원인을 인식한다.(9, 13)
11. 난잡한 성생활, 물질남용, 과도한 적대감이나 공격심의 표현과 같은 자기 파괴적 행동을 종결한다.(14, 15, 16, 17)
12. 보다 천천히 말을 하고 보다 주제에 집중을 한다.(18, 19)
13. 보다 덜 관심을 끄는 방식으로 옷을 입고 외모를 꾸민다.(2, 20,

21)

14. 의존욕구의 수용과 의존욕구로 평온함을 말로 표현한다.(6, 7, 22)
15. 진정한 자존심을 세우는 긍정적인 특성과 행동을 인식한다.(23)
16. 과대한 말을 줄이고 보다 현실적으로 자신을 표현한다.(10, 19, 22, 24)
17. 차분해지고 집중할 수 있도록 한다-즉, 30분 동안 조용하고, 평온하게 앉아 있을 수 있다.(4, 25)
18. 매일 밤 5시간 이상 수면을 취한다.(2, 4, 5, 18, 26)
19. 보다 생각을 조절하고, 사고과정을 느리게 함을 보고한다.(2, 4, 5, 18, 27)
20. 하나의 일을 마무리 할 수 있는 집중력을 유지함을 보고한다.(2, 4, 5, 18, 28)
21. 조증기 동안에 통제력이 저하되는 행동과 판단력에 대한 이해를 말로 표현한다.(29)
22. 파괴적인 조증의 활성화의 재발을 방지하기 위하여 계속적인 지지적 정신치료와 약물치료의 필요성을 인정함을 말로 표현한다.(30)
23. 환자의 가족들은 환자의 행동과 정신적 질환에 대하여 그들이 느끼고 있는 점들을 표현한다.(31)
24. 환자의 가족들은 환자의 질병의 심각한 성질과 행동적 표현, 지속적인 치료의 필요성에 대한 이해를 말로 표현한다. (31)

__. ________________________________

__. ________________________________

____

___. ____

____

치료적 중재

1. 조증의 전형적 증상에 대해서 환자를 조사한다: 언어압박, 충동적 행동, 다행감, 사고비약, 수면욕구의 감소, 팽창된 자존심, 혈기 왕성.
2. 고양된 단계를 평가한다: 경조증, 조증 또는 정신병적.
3. 만약 환자가 자신이나 타인에게 심각한 위해를 주거나, 기본적인 욕구를 돌볼 수가 없을 때 입원 준비를 하거나 계속 입원을 하도록 한다.
4. 약물치료에 대한 정신과적 평가를 한다.(예를 들어, lithium carbonate 또는 Depakote)
5. 약물치료에 대한 환자의 반응을 추적 관찰한다.(예를 들어, 약물의 효과와 부작용)
6. 지속적으로 환자를 돕고, 환자의 말에 귀를 기울이고, 지지함을 약속한다.
7. 사랑과 양육의 근원으로부터 버림을 받는 것에 대한 환자의 두려움을 조사한다.
8. 환자의 인생에 있어서 실제 또는 감지된 상실을 조사한다.
9. 환자의 근원적인 가족력에서 환자의 낮은 자존심과 버림받음에 대한 두려움의 원인을 조사한다.
10. 환자의 과대성과 지속적인 요구에 대해서 점진적으로, 그러나 단

호하게 직면을 시킨다.

11. 상실을 대체하는 방법들을 검토하고 전반적으로 대체방법을 시행한다.
12. 현실과 상상, 실제와 과장된 상실 사이의 차이를 환자가 구별하도록 돕는다.
13. 환자의 조증행동을 촉발하는 스트레스를 조사한다.(예를 들어, 학교의 낙제, 사회의 거절, 또는 가족의 충격)
14. 생각 없는 충동성을 줄이기 위하여 행동의 결과에 반복적으로 초점을 맞춘다.
15. 행동의 결과에 대한 민감성을 증가시키기 위하여 역할연기, 행동적 시연, 역할 바꾸기를 사용하여 충동성을 조절하도록 지지한다.
16. 공격적이고 충동적인 행동의 한계를 정하고 동시에 적대감의 표현을 차분하게 듣도록 한다.
17. 분명한 규칙을 만들어 조종이나 행동화의 한계를 정하고 규칙의 위반에 대한 분명한 결과를 설정한다.
18. 행동에 대한 계획을 세우고, 대화의 방향을 조절함으로써 환자의 생각과 활동을 구조화시키고 집중할 수 있도록 한다.
19. 말을 천천히 하고 보다 신중한 사고과정을 말로서 강화한다.
20. 적절하게 옷을 입고 외모를 치장하는 것을 격려하고 강화한다.
21. 환자가 행동의 적절한 한계를 설정하는데 있어서 도움을 준다.
22. 환자의 허풍, 적대감, 의존성의 부정에 잠재되어 있는 두려움과 불안정성에 대해서 해석한다.
23. 환자가 자존심과 자신감을 세울 수 있는 힘과 장점을 인식하도록 돕는다.
24. 부정과 피상성의 반대작용으로서 관계의 솔직성과 친밀성을 촉진하기 위하여 환자가 심도있게 감정을 공유하도록 격려한다.

25. 향상된 과다행동의 조절을 강화하고 환자가 목표와 초조감의 한계를 설정하는 것을 돕는다.
26. 환자의 수면 양상을 관찰하고 밤마다 5시간 이상 꾸준히 수면을 취할 수 있도록 한다.
27. 환자의 에너지 정도를 관찰하고 행동, 언어압박, 사고의 표현에 있어서 향상된 조절력을 강화한다.
28. 목표달성을 위해 보다 집중을 하고 덜 산만해지는 행동의 보고를 강화한다.
29. 자신의 병에 대한 환자의 이해를 조사하고 판단력의 상실과 충동성의 현실적 평가를 강화한다.
30. 환자에게 이러한 병은 일반적으로 만성적인 경향을 가지므로 지속적인 치료의 필요성이 있고, 흔히 약물복용이나 치료의 필요성이 없다고 잘못 생각할 수 있음을 교육한다.
31. 가족들과 함께 만나서 환자의 행동에 대한 그들의 죄책감, 수치심, 두려움, 걱정, 또는 분노감을 환기시킨다.
32. 가족들과 함께 만나서 환자의 병에 대하여 교육을 하고 지속적인 치료의 필요성을 강조한다.

__. ______________________________

____

__. ______________________________

____

__. ______________________________

____

진단적 제안들

축 I :	296.xx	Bipolar I Disorder
	296.89	Bipolar II Disorder
	301.13	Cyclothymic Disorder
	295.70	Schizoaffective Disorder
	296.80	Bipolar Disorder NOS
	310.1	Personality Change Due to(Axis III Disorder)
	______	________________________
	______	________________________

의학적인 문제들

행동적 정의

1. 일상의 생활에 많은 영향을 주고 주의가 필요로 하는 심각한 의학적 상태를 진단 받았다.(예를 들어, 고혈압, 천식, 간질, 당뇨병, 심장질환, 암, 또는 간경화증)
2. 쇠약해지고 침울하게 하는 지속적인 만성적 동통이 있다.
3. 의사의 치료적인 보살핌 하에 있어야 하는 의학적 상태가 있다.
4. HIV(인간 면역결핍증 바이러스) 검사에 양성이다.
5. AIDS(후천성 면역 결핍증)가 있다.
6. 약물중독에 이차적인 의학적 합병증이 있다.
7. 의학적 상태의 경과에 영향을 주는 심리적 또는 행동적 요소가 있다.
8. 자신의 신체적, 의학적 건강을 경시하는 기왕력이 있다.

—. ______________________________
____

—. ______________________________
____

—. ______________________________
____

장기 목표

1. 의학적으로 안정된 신체적 상태를 얻는다.
2. 급성 의학적 상태를 완화시킨다.
3. 적절한 의학적 주의가 필요로 하는 만성적인 의학적 상태를 수용한다.
4. 신체적 증상을 해결한다.
5. 의학적 상태의 발단에 있어서 심리적 또는 행동적 요소의 역할을 인식하고 이러한 요소의 해결에 집중한다.
6. 신체적 건강과 안녕을 유지하는데 있어서 책임감을 가진다.
7. 신체적 건강을 개선하기 위하여 물질의존으로부터 회복한다.

—. ______________________________
____

—. ______________________________
____

—. ______________________________
____

단기 목표들

1. 검사, 약물복용, 제한, 그리고/또는 치료에 대한 의사의 지시에 전적으로 따른다.(1, 2, 3, 4)
2. 처방된 약물을 제때에 지속적으로 복용함으로써 책임감을 보여준다.(4, 5)
3. 치료의 효과와 부작용에 대해서 보고한다.(4, 5)
4. 의학적 상태에 대한 증가된 이해를 말로 표현한다.(5, 6, 7)
5. 의학적 상태에 대한 부정의 언급 빈도를 감소시키는 동시에 인정하는 언급의 빈도를 증가시킨다.(6, 7, 8)
6. 의학적 상태에 적절한 영양이 어떻게 긍정적인 영향을 주는지에 대한 증가된 지식을 말로 표현한다.(3, 9)
7. 물질의존이 의학적 상태에 어떻게 부정적인 영향을 주는지를 인식한다.(10, 11)
8. 의학적 상태로부터 회복을 지지하는 절제의 생활을 유지한다.(11)
9. 성 접촉으로 전염되는 질환(STD)과 연관이 있는 모든 고 위험 행동을 인식한다.(12, 13)
10. STD 또는 HIV에 감염되었음을 인정하고 지속적인 의학적 치료를 받는다.(8, 13, 14, 15)
11. 의학적 상태의 감정적 영향을 인식한다.(16)
12. 감정과 행동이 건강에 어떻게 부정적으로 영향을 주는지를 인식한다.(17, 18)
13. 의학적 상태의 회복을 돕기 위해 시행할 수 있는 영양과 생활습관의 변화에 대해서 목록을 작성한다.(9, 10, 18, 19)
14. 의학적 상태에 적합하게 짜여진 연습 프로그램을 시행한다.
15. 신체적 건강에 부정적 영향을 주는 감정적 고통의 근원을 인식한

다.(17, 20, 21)

16. 동반하는 감정적 문제의 치료의 필요성을 인정한다.(21)
17. 의학적 치료와 연관된 두려움을 인식하고 그러한 두려움을 극복하기 위한 방법을 시행한다.(22, 23)

__. ____

____

__. ____

____

__. ____

____

치료적 중재

1. 환자가 필요한 모든 의학적 서비스를 받을 수 있도록 준비한다.
2. 환자의 철저한 신체검사를 위하여 의사에게 의뢰한다.
3. 환자가 자신의 의학적 문제와 의사의 권고에 협조해야 될 필요성을 이해하도록 돕는다.
4. 치료의 효과를 추적 관찰하고 의사의 지시대로 환자가 실행하는지를 확인한다; 환자가 따르지 않을 때는 다시 지도한다.
5. 의사에게 의뢰를 하고 환자와 함께 의사의 지시를 검토한다.
6. 의학적 상태에 대한 이해를 증진시키는데 적합한 모든 문헌을 환자에게 제공한다.
7. 자신의 신체적 상태와 연관된 지지모임에 참석하도록 하고 치료자에게 참석의 긍정적인 면을 보고한다.

8. 의학적 상태의 심각성에 대한 부정을 직면시키고, 이러한 상태에 대한 인정을 강화한다.
9. 의학적 회복을 촉진하는 적절한 영양에 대해서 설명해 줄 수 있는 식이 전문가에게 환자를 의뢰한다.
10. 의학적 상태에 대한 물질남용의 역할을 조사하고 평가한다.
11. 물질의존의 회복에 대한 치료에 집중한다.(이 책의 물질의존 장을 보라)
12. 환자의 행동에서 STD 또는 HIV와 연관 있는 고 위험행동의 존재 여부를 평가한다.(예를 들어, 주사기로 약물 사용, 무방비적 성행위, 동성연애, 난잡한 성 행위 등)
13. STD 또는 HIV에 대한 검사, 교육, 치료를 위하여 공공의료기관 또는 의사에게 환자를 의뢰한다.
14. STD 또는 HIV의 추적하는 의학적 치료에 환자의 실행을 격려하고 추적 관찰한다.
15. HIV에 감염된 환자를 위한 특수한 프로그램에 환자를 의뢰한다.
16. 의학적 상태와 연관된 자신의 느낌을 인식하고 표현하도록 돕는다.
17. 생활습관과 감정적 고통이 의학적 상태에 어떻게 부정적 영향을 주는지를 교육한다. 환자의 생활습관을 검토하고 신체적 건강에 부정적인 요소를 확인한다.
18. 신체적 건강을 유지하는데 도움을 주는 것들에 대해서 목록을 작성하도록 한다; 그 목록을 검토한다.
19. 환자의 나이와 의학적 상태를 고려해서 적합한 운동 계획을 평가하고 권고할 수 있는 물리 치료사에게 환자를 의뢰한다.
20. 환자가 그 질환에 취약하게 되고 치료의 효과를 감소시키는 감정적 고통의 근원을 조사한다.

21. 의학적 치료의 효과를 반감시키는 감정적 문제에 대한 치료 계획을 세운다.
22. 환자에게 의사나 의학적 치료와 연관된 자신의 두려움을 인식하도록 돕고, 그러한 장애를 잘 극복해서 필요한 치료를 받을 수 있도록 돕는다.
23. 적절한 의학적 관심을 받기 위하여 요구되어지는 필요한 방법을 환자와 함께 검토한다.

__. ____

____

__. ____

____

__. ____

____

진단적 제안들

축 I :	304.20	Cocaine Dependence(코카인 의존증)
	303.90	Alcohol Dependence(알코올 의존증)
	307.89	Pain Disorder Associated with Both Psychological Factors and Axis III Disorder (심리적 요인과 일반적 의학적 상태와 연관된 동통장애)
	307.80	Pain Disorder Associated with Psychological Factors(심리적 요인과 연관된 동통장애)

300.7	Hypochondriasis(건강염려증)
300.81	Somatization Disorder(신체화장애)
316	Personality Traits Affecting(Axis III Disorder) (일반적 의학적 상태에 영향을 주는 성격적 특성)
316	Maladaptive Health Behaviors Affecting(Axis III Disorder) (일반적 의학적 상태에 영향을 주는 비적응적 건강행동)
316	Psychological Symptoms Affecting(Axis III Disorder) (일반적 의학적 상태에 영향을 주는 심리적 증상)
______	______________________________
______	______________________________

강박 장애(OCD)

행동적 정의

1. 침입적이며 무감각하며 시간을 허비하게 하고 또는 자신의 일상생활과 일의 수행, 사회적 관계를 방해하는 반복적이고 지속적인 관념, 생각, 또는 충동이 있다.
2. 이러한 생각이나 충동을 무시하고 조절하려는 시도가 실패하고, 또한 다른 생각이나 활동으로 그러한 점들을 중화시키려는 시도도 먹혀들지 않는다.
3. 강박적인 사고가 자기 자신의 마음속에서 일어남을 인식한다.
4. 강박사고에 반응을 하거나 이상한 규칙에 따라서 일어나는 반복적이고 의도적인 행동이 있다.
5. 불편감이나 어떤 무서운 상황을 예방하거나 중화하기 위한 반복적이고 과도한 행동이 있다; 그러나 그러한 행동은 중화나 예방을 위하여 계획할 수 있는 어떠한 현실적 방법과도 상관이 없다.

6. 반복적인 행동을 과도하고 비합리적인 것으로 인식한다.

—. ____

____

—. ____

____

—. ____

____

장기 목표

1. 강박사고나 강박행동으로 방해받는 시간이나 거기에 몰입하는 시간을 줄인다.
2. 강박사고와 강박행동으로 최소한의 방해를 받는 수준을 지속적으로 유지하는 일상의 기능을 한다.
3. 강박행동 양상을 자극하는 인생의 주요 갈등과 감정적 스트레스를 해결한다.
4. 강박사고와 강박행동으로부터 벗어날 수 있는 시간을 극대화시키기 위하여 핵심적인 생각, 믿음, 과거의 인생사를 잊어버리도록 한다.

—. ____

____

—. ____

____

—. ____

단기 목표들

1. 강박사고 그리고/또는 강박행동의 성향, 병력, 그리고 그 정도를 기술한다.(1)
2. 강박적 문제의 성향과 정도를 평가하기 위한 심리적 검사에 응한다.(2)
3. 처방된 약을 복용하고 치료자에게 약물의 효과 또는 부작용에 대해서 자세히 보고한다.(3, 4)
4. 강박사고를 중지하기 위하여 사고-멈춤 기법을 실행한다.(5)
5. 긴장을 줄이기 위하여 이완기법을 연습한다.(6)
6. 이완능력을 향상시키기 위하여 생체피드백을 사용한다.(6, 7)
7. 불안을 증가시키는 주요 인생갈등을 인식 한다.(8, 9, 10)
8. 주요 인생갈등과 연관된 느낌을 명확히 하고 말로 표현한다.(8, 11)
9. 갈등 주위의 감정적 강도의 감소된 수준을 보고한다.(6, 7, 10, 11)
10. 자신이 어떻게 믿고, 어떻게 생각하는 지에 대한 증가된 인식을 말로 표현한다.(12)
11. 왜곡된 생각과 잘못된 믿음 그리고 그러한 충격이 자신의 일상생활에 각각 많은 영향을 주었음을 인식한다.(12, 13, 14)
12. 강박적이고 완벽주의적인 사고를 줄일 수 있는 긍정적이고, 현실적인 메시지를 말로 표현한다.(13, 15)
13. 죽음과 그 이외의 난해한 인생 문제에 대한 반추를 줄인다.(12, 13, 16, 17)

14. 강박장애를 치료하기 위하여 고안된 Ericksonian 과제를 실행한다.(18)
15. 강박장애의 충동을 극복하기 위하여 전략적인 체험을 하도록 한다.(19)
16. 현재의 강박행동 양상을 완화시키는 일상의 의식행위를 개발하고 시행한다.(20)

__. ____
____

__. ____
____

__. ____
____

치료적 중재

1. 임상적인 면담을 통하여 강박적 증상의 성질, 정도, 그리고 그 병력에 대해서 평가한다.
2. 환자의 강박적 증상의 성질, 정도에 대한 자세한 평가를 위하여 심리적 검사를 시행한다.
3. 강박장애의 조절을 위한 약물처방에 대해서 평가를 시행한다.
4. 환자의 약물 순응도를 평가하고, 또한 기능하는 수준을 근거로 약물의 효과나 부작용을 평가한다.
5. 멈춤 신호와 함께 즐거운 장면을 생각함으로써 강박적 사고를 인지적으로 완화시키는 사고-멈춤 기법을 사용하도록 한다.

6. 심한 불안감을 완화하는 이완기법을 훈련시킨다.(예를 들어, 심호흡, 근 긴장 제거, 긍정적 상상 등)
7. 환자가 깊은 이완 기술을 얻을 수 있도록 바이오피드백을 적용한다.
8. 해결되지 않은 주요한 갈등을 환자가 확인 할 수 있도록 도와주기 위하여 환자의 생활환경을 조사한다.
9. *Friedman's Fables* (Friedman)의 우화 "The Friendly Forest" 또는 "Round in Circles"을 읽게 하고 토론할 수 있는 질문을 하면서 검토한다.
10. *Stories for the Third Ear* (Lee Wallas)의 "The Little Clock That Couldn't Tell Time" 또는 "The Little Centipede Who Didn't Know How to Walk"를 읽게 한다. 환자와 함께 그 이야기를 검토한다.
11. 해결되지 않은 주요한 인생문제와 연관된 감정을 환자가 인식하고 표현할 수 있도록 격려하고 지지하며 도와준다.
12. *Ten Days to Self-Esteem!* (Burns)의 "The Perfectionist's Script for Self-Defeat"를 읽게 한다. 그러한 내용으로부터 얻은 주요한 개념을 토론한다.
13. *Ten Days to Self-Esteem!* (Burns)의 비용-이익 분석(Perfectionist Exercise 1)과 왜곡된 생각(Perfectionist Exercise 2)에 초점을 두는 연습을 열심히 하도록 한다. 그러한 연습을 검토한다.
14. 환자가 왜곡된 자동사고와 믿음을 인식하도록 돕는다.
15. 강박적인 생각을 줄이는데 도움을 줄 수 있는 전략으로서 현실에 근거를 둔 자기-말을 개발하도록 돕는다.
16. 합리적인 감정적 치료(Rational Emotive Therapy) 접근을 적용하

고, 환자가 자기-패배적인 믿음을 분석하고, 공격하며 파괴할 수 있도록 교육한다. 적절한 격려를 하면서 검토한다.

17. 강박적인 증상을 제거하는데 도움을 줄 수 있는 인지적/행동적 개입 과제를 개발하고 할당한다.
18. 강박사고나 강박행동에 집중되는 환자에게 Ericksonian task를 개발하고 할당하며, 환자와 함께 그 결과를 평가한다.
19. 강박사고나 강박행동에 대해서 보증된 치료를 제공하는 전략적인 체험을 개발하고 할당한다. 주의해야 될 점은, Haley는 “완치”는 목표를 달성하기 위한 개입을 제공하며, 치료의 시작에 환자의 완치를 약속하지 않음을 강조한다.(Haley의 *Ordeal Therapy*를 보라)
20. 의식행위를 개발하고 실행하도록 환자를 돕는다(예를 들어, 필요하지만 아주 불쾌한 것을 찾는 일, 그리고 강박적이 되는 사고를 늘 찾는 일을 하도록 함). 이러한 실행의 결과에 대해서 환자와 검토하고 모든 필요한 조정을 한다.

__. ______________________________

____

__. ______________________________

____

__. ______________________________

____

진단적 제안들

축 I :	300.3	Obsessive-Compulsive Disorder(강박장애)
	300.00	Anxiety Disorder NOS (달리 분류되지 않는 불안장애)
	296.xx	Major Depressive Disorder(주요 우울장애)
	303.90	Alcohol Dependence(알코올 의존증)
	304.10	Sedative, Hypnotic, or Anxiolotic Dependence (진정제, 수면제, 또는 항불안제 의존증)
	______	______________________
	______	______________________
축 II :	301.82	Avoidant Personality Disorder (회피성 인격장애)
	301.4	Obsessive-Compulsive Personality Disorder (강박성 인격장애)
	______	______________________
	______	______________________

편집증적 사고

행동적 정의

1. 충분한 근거도 없이 특히 누군가에 대해서 또는 일반적인 다른 사람들에 대한 극단적인 또는 지속적인 불신이 있다.
2. 다른 사람으로부터 해를 입거나 착취당하는 예상을 한다.
3. 긍정적인 사건을 위협적인 개인적 의미를 가진 것으로 잘못 해석한다.
4. 다른 사람들이 개인의 결정적인 판단에 힌트를 주는 것에 대해서 과민한 반응을 보인다.
5. 상처받거나 이용당하는 두려움 때문에 다른 사람과 거리감을 두는 경향이 있다.
6. 쉽게 성을 내고 성급하게 화를 내는 경향이 있다; 방어적인 행동.
7. 이유도 없이 배우자나 다른 중요한 사람의 충성 또는 성실에 대해서 의심을 하는 경향이 있다.

8. 불신의 수준이 환자의 일상 기능을 혼란시키는 정도로 강박적이다.

—. ________________________________

____

—. ________________________________

____

—. ________________________________

____

장기 목표

1. 긍정적으로 말을 하는 것과 사회화에 대한 편안함을 보고함으로서 타인에 대한 더욱 깊은 신뢰감을 보여준다.
2. 방어적인 자세나 분노 없이 다른 사람과 상호 교류한다.
3. 중요한 다른 사람들의 불충실에 대한 비난을 제거하고 신뢰감에 대해서 말로 표현한다.
4. 다른 사람에 대한 줄어든 경계심과 의심뿐만 아니라 더욱 이완되고, 신뢰감 있으며, 개방된 상호관계를 함을 보고한다.
5. 의심하는 강박사고로부터 방해받지 않고 중요한 일에 집중할 수 있는 수준의 능력을 얻는다.
6. 직장, 사회적 활동, 그리고 지역사회에서 의심하는 강박사고로 단지 최소한의 방해를 받으며 적절하게 기능을 한다.

—. ________________________________

____

—. ____
____

—. ____
____

단기 목표들

1. 감정과 믿음을 드러내 보임으로서 치료자와의 신뢰 수준을 증명해 보인다.(1, 2)
2. 불신하는 사람과 기관들을 확인하고 그 이유에 대해서도 확인한다.(3, 8)
3. 취약한 감정을 조사하는데 있어서 치료자와 협조하는데 동의한다.(2, 4, 5)
4. 취약한 감정의 병력적 근원을 확인한다.(6)
5. 다른 사람들은 신뢰할 수가 없고 악의가 있다는 핵심 믿음을 확인한다.(5, 6, 7, 8)
6. 정신과적 평가에 협조한다.(8, 9)
7. 처방된 약을 지시에 따라 일관되게 복용하고 모든 부작용을 보고한다.(8, 9, 10)
8. 편집증의 정도를 평가하기 위한 심리적 검사를 완수한다.(11)
9. 기질적 원인의 가능성을 배제하기 위하여 신경심리학적 평가에 응한다.(12)
10. 다른 사람들의 두려움과 자신의 무능한 느낌(부적절한 느낌) 사이의 말의 연관성을 만든다.
11. 다른 사람들이 위협적이라는 믿음은 객관적인 자료보다는 주관적

인 해석을 더욱 근거로 하고 있음을 인식한다.(14, 15, 16)

12. 다른 사람들의 계획이 자신에게 해를 준다는 비판을 줄인다.(9, 14, 17, 19)
13. 다른 사람과 주변 지역사회에 대한 증가된 신뢰감을 말로 표현한다.(15, 18, 19)
14. 중요 인물에 대한 신리감을 말로 표현하고 그/그녀가 없어도 편하게 느낀다.(16, 17, 19, 20)
15. 두려움이나 의심이 형성되지 않고 사회적 교류가 증가한다.(18, 19, 20)

__. ____

____

__. ____

____

__. ____

____

치료적 중재

1. 지속적인 시선접촉, 적극적 경청, 무조건적인 긍정적 배려, 그리고 따뜻한 수용을 통하여 환자와 적극적으로 신뢰감을 형성하여 자신의 느낌을 인식하고 표현할 수 있는 능력을 증가시키도록 돕는다.
2. 치료시간에 차분하고 참을성 있는 품행을 보여줌으로서 다른 사람에 대한 환자의 두려움을 줄인다.
3. 편집증의 성질과 정도를 조사하고, 망상적 요소에 대해서도 조사

한다.

4. 개인의 무능(부적절함)에 대한 환자의 두려움과 취약성에 대해서 조사한다.
5. 다른 사람에 대한 불신의 근거로서 자신의 분노에 대한 환자의 두려움을 해석한다.
6. 근원적인 가족 경험 속에서 취약한 감정의 병력적 근원을 조사한다.
7. 환자의 사회적 상호작용을 검토하고 상호작용 동안에 작동하는 왜곡된 인지 믿음을 조사한다.
8. 변화된 사고과정을 회복시키기 위하여 항정신병 약물의 사용에 대한 필요성을 평가한다.(이 책의 정신증 장을 보라)
9. 의사가 향정신정 약물에 대한 필요성을 평가할 수 있도록 한다.
10. 환자의 약물 순응도, 효과, 부작용에 대해서 관찰한다. 약물의 효과와 부작용에 대해서 처방한 의사에게 보고를 하고, 처방된 약을 복용하지 않았을 때는 직면시킨다.
11. 가능한 정신병적 과정의 평가를 위해서 심리적 검사를 시행한다.
12. 신경심리학적 평가를 위하여 의뢰한다. 만약 기질적 원인이 발견된다면 신경과 의사에게 자문을 의뢰한다.
13. 자신의 무능감(부적절감)과 연관해서 다른 사람들을 불신하는 양상을 환자가 볼 수 있도록 돕는다.
14. 다른 사람들의 행동에 대해서 악의적인 취지를 가정하는 환자의 사고 양상을 완화시키는 다른 사람들의 행동에 대한 다른 설명을 제공한다.
15. 자신의 특수한 두려움과 관련된 비용-이익 분석을 철저하게 하도록 하고(Burns의 *The Feeling Good Handbook*을 보라), 치료자와 함께 연습을 분석한다.

16. 중요한 다른 사람들에 대한 신뢰감을 말로 표현하는 것을 강화하고 평가하기 위해서 합동 치료 시간을 가진다.
17. 다른 사람들에 대한 불합리한 불신을 직면시키고 신뢰를 지지하는 현실 근거의 자료를 제공한다.
18. *Stories for the Third Ear* (Wallas)의 "Porky the Porcupine" 이야기를 읽게 하고 분석한다.
19. 다른 사람에 대하여 자기주장적으로 입증하는 결론을 내리는 타인과 관련된 자신의 믿음을 환자가 점검할 수 있도록 격려한다.
20. 역할연기, 행동적 시연, 역할 바꾸기를 이용하여 다른 사람들에 대한 환자의 공감과 자신의 행동으로 다른 사람들이 받은 충격의 이해를 증가시킨다.

__. ____
____

__. ____
____

__. ____
____

진단적 제안들

축 I :	300.23	Social Phobia(사회 공포증)
	310.1	Personality Change Due to (Axis III Disorder) (일반적 의학상태로 인한 인격의 변화)
	295.30	Schizophrenia, Paranoid Type

		(정신분열병, 망상형)
	297.1	Delusional Disorder(망상장애)
	______	______________________________
	______	______________________________
축 II :	301.0	Paranoid Personality Disorder (편집성 인격장애)
	301.22	Schizotypal Personality Disorder (분열형 인격장애)
	______	______________________________
	______	______________________________

공포-공황/광장공포증

행동적 정의

1. 공포적인 자극에 직면이 되면 즉각적인 불안반응을 촉발하기 때문에 회피 행동을 조장하는 특수한 대상 또는 상황에 대해서 지속적이고 비합리적인 두려움이 있다.
2. 예측하지 못한 상황에서 급작스럽고 쇠약하게 하는 공황증상(호흡이 가쁘다, 식은땀, 심장이 빨리 뛰거나 터질 듯이 뛴다, 현기증, 이인증 또는 비현실감, 떨림, 흉부 압박감, 죽을 것 같은 또는 자제력을 잃을 것 같은 두려움, 메스꺼움)이 반복적으로 발생하여 추가적인 공황발작에 대한 지속적인 염려가 있거나 공황발작을 회피하기 위한 행동적 변화가 있다.
3. 극심한 불안 증상(공황)을 유발할 것이라 믿는 환경에 처하는 것을 두려워하여 그러한 상황, 즉 집에 혼자 남겨지거나, 사람이 밀집된 곳에 있거나, 폐쇄된 환경 속에서 여행을 하는 것과 같은 상황을

회피한다.
4. 극심한 불안 때문에 공포적인 자극과 두려워하는 환경을 회피하거나 참고 견디는 것은 정상적인 일상생활을 방해하며 심한 고통을 준다.
5. 공포가 비합리적임을 인식함에도 불구하고 지속적인 두려움을 가진다.
6. 광장공포증의 증거가 없다.
7. 공황장애의 증거가 없다.

—. ______________________________

____

—. ______________________________

____

—. ______________________________

____

장기 목표

1. 공포를 감소시켜서 의존적이지 않고 자유롭게 집에서 지내며 공공장소에 편안하게 있을 수 있다.
2. 폐쇄된 수송기관의 어떤 형태로 집을 떠나 여행을 한다.
3. 이전에 즉각적으로 불안을 촉발했던 특정한 자극대상 또는 상황에 대해서 공포감을 줄인다.
4. 공포의 대상이나 상황으로부터의 고통을 제거하고, 정상적인 일상생활을 하는데 있어서 방해를 없앤다.

5. 공황증상을 제거하고, 공황증상을 조절하고 대처할 수 있는 능력이 없는 상태에서 재발하는데 대한 두려움을 제거한다.

—. ______________________________

____

—. ______________________________

____

—. ______________________________

____

단기 목표들

1. 공포적인 두려움과 이러한 반응을 일으키는 특수한 자극을 묘사하는데 초점을 맞추어 말로 표현한다.(1, 2, 10)
2. 불안을 증가시키는 상황에 대해서 순위표를 만든다.(3)
3. 점진적으로 깊은 근 이완과 심호흡에 익숙해진다.(4, 5)
4. 지시된 상상을 이용하여 이완을 강화하는데 사용할 수 있는 덜 위협적이고 행복한 장면을 확인한다.(6)
5. 불안을 유발하는 자극대상이나 상황에 체계적인 탈감작을 하는데 있어서 협조한다.(3, 4, 5, 6, 7)
6. 자극 대상이나 상황에 대한 탈감작을 현실상황에서(in vivo) 시행한다.(3, 4, 5, 8)
7. 공포적인 자극대상이나 상황에 직면하였을 때 조절감, 고요함, 편안함을 느낀다.(8, 9, 22, 23)
8. 공포적인 자극이 두려움의 근거로서 가질 수 있는 상징적인 의미

를 확인한다.(1, 2, 10)

9. 비합리적인 공포의 대상이나 상황의 실제와 공포적인 자극으로 촉발되어 왔던 과거의 감정적인 고통의 경험과의 분리에 대해서 말로 표현한다.(11, 12, 13)
10. 공포증과 관계있는 과거의 감정적으로 고통스런 상황과 연관된 느낌을 함께 나눈다.(12, 13)
11. 불안반응을 매개하는 인지적인 믿음과 메시지를 이해한다.(1, 14)
12. 두려움을 감소시키고 회피하는 자극에 행동적으로 부닥칠 수 있도록 하는 긍정적이고, 건강하며, 합리적인 자기-말을 말로 표현한다.(14, 15)
13. 비합리적인 불안을 감소시키거나 제거하는 행동적, 인지적 전략을 사용한다.(4, 15)
14. 증상의 기질적 원인과 향정신성 약물의 필요성에 대한 의사의 평가에 협조한다.(16)
15. 공포증상을 경감시키기 위하여 처방된 향정신성 약물을 성실하게 복용한다.(16, 17)
16. 공황의 병력과 성질을 묘사한다.(18, 19)
17. 공황과 연관된 생활의 변화로 인하여 발생한 모든 이차적 이득을 확인한다.(20)
18. 공황이 심각한 정신 질환을 유발하거나, 자신에 대한 통제력을 잃게 하거나, 또는 심장 발작을 일으키지 않는다는 것에 대한 이해를 말로 표현한다.(21)
19. 심각한 결과를 초래하지 않고 불안 증상을 참고 견딜 수 있는 자신의 능력을 강화시켜 주는 긍정적인 자기-말을 연습한다.(22, 25)
20. 공황 증상을 제거하고 평온함을 회복하기 위하여 깊은 근육 이완

과 심호흡 기술을 사용한다.(4, 5, 23, 24)

21. 공황으로 인하여 자신의 생활이 통제되고, 정상적인 책임감과 활동으로부터 지속적으로 회피하며 탈출하도록 자신을 내버려두지 않는다.(25, 26)

__. ______________________________

____

__. ______________________________

____

__. ______________________________

____

치료적 중재

1. 공포적 두려움과 그것의 깊이, 그리고 그러한 두려움을 유발하는 자극에 대해서 토론하고 평가한다.
2. 공포 반응의 깊이와 넓이를 자세히 평가하기 위하여 공포에 대한 조사를 시행한다.
3. 공포 반응과 연관된 불안-유발 상황의 순위표를 구성하도록 지시하고 돕는다.
4. 점진적인 이완방법과 심호흡을 훈련한다.
5. 이완기술을 촉진하기 위하여 바이오피드백 기술을 사용한다.
6. 불안 제거를 위하여 지시된 상상으로 훈련을 한다.
7. 공포반응을 경감시키기 위하여 체계적인 탈감작 절차를 적용한다.
8. 공포적인 자극 대상이나 상황을 실제 상황에서 접촉하면서 탈감작

하도록 과제를 주며 그리고/또는 환자와 동반해서 접촉을 실시한다.

9. 불안을 극복하기 위한 과정을 검토하고 말로써 강화한다.
10. 공포 자극대상 또는 상황의 가능한 상징적 의미를 조사하고, 토론하며, 해석한다.
11. 현재의 비합리적인 공포와 과거의 감정적 고통 사이의 차이를 명확히 하고 구별한다.
12. 적극적 경청, 긍정적 배려, 그리고 질문을 통하여 과거의 감정을 공유하도록 격려한다.
13. 과거의 감정적 고통과 현재의 불안 속에서 병식을 갖도록 강화한다.
14. 불안반응을 매개하는 왜곡된 도식과 자동적 사고를 확인한다.
15. 인지 재구성 기술을 사용하여 핵심 도식을 교정하는 훈련을 한다.
16. 불안을 경감시키기 위한 향정신성 약물의 처방을 받을 수 있도록 준비한다.
17. 약물에 대한 환자의 순응도, 부작용, 전반적인 효과를 검토한다. 정기적으로 처방한 의사에게 자문을 한다.
18. 공황의 증상, 심한 정도, 병력에 대해서 조사한다.
19. 공황을 유발하는 모든 자극, 생각, 또는 상황의 성질에 대해서 조사한다.
20. 탈출이나 회피의 기전을 통해서 공황증상을 강화하는 이차적 이득의 존재에 대해서 조사한다.
21. 공황과 심장 발작, 행동의 통제력 상실, 또는 심각한 정신질환("미쳐 가는")과의 연관성은 전혀 없음을 지속적으로 환자에게 안심을 시킨다.
22. 심각한 결과를 초래하지 않고 불안 증상을 참고 견디며, 성공적으

로 다룰 수 있는 환자의 능력을 강화하기 위하여 모델링, 행동적 시연을 사용하여 긍정적인 자기-말을 훈련시킨다.

23. 증상을 경감시키기 위하여 대처 전략을 훈련시킨다.(전환, 심호흡, 긍정적인 자기-말, 근 이완 등)
24. 공황의 조절을 위해 깊은 근 이완과 심호흡 기술을 사용하도록 격려한다.
25. 생리적인 변화에 내적인 초점을 두고 몰두하는 것보다는 외부의 자극과 행동적 책임감에 초점을 유지하게끔 한다.
26. 공황에 초점을 두고 탈출하거나 회피하는 것보다는 일, 가족, 사회적 활동으로 끝까지 이겨나갈 수 있도록 지지한다.

__. ______________________________

__. ______________________________

__. ______________________________

진단적 제안들

축 I :	300.01	Panic Disorder without Agoraphobia (광장공포증이 동반되지 않은 공황장애)
	300.21	Panic Disorder with Agoraphobia (광장공포증이 동반된 공황장애)
	300.22	Agoraphobia without History of Panic

	Disorder(공황장애의 병력이 없는 광장공포증)
300.29	Specific Phobia(특정 공포증)
______	______________________
______	______________________

외상후 스트레스 장애(PTSD)

행동적 정의

1. 실제적인 또는 임박한 죽음이나 심각한 상처에 노출됨으로서 두려움, 무력감, 또는 공포감의 강렬한 감정적 반응을 보인다.
2. 외상적 사건을 회상시키는 침습적이고 고통스러운 생각이나 연상이 있다.
3. 외상적 사건과 연관된 불안한 꿈을 꾼다.
4. 착각 또는 재현현상(flashbacks)에서처럼 사건이 재발하는 느낌을 갖는다.
5. 외상적 사건의 회상에 노출될 때 심한 고통을 느낀다.
6. 외상적 사건을 상징하는 내적 또는 외적 암시에 노출될 때 생리적인 과민반응을 보인다.
7. 외상적 사건에 대한 생각, 느낌, 또는 대화를 회피한다.
8. 외상적 사건과 연관된 활동, 장소, 또는 사람들을 회피한다.

9. 외상적 사건의 어떤 중요한 일면을 회상하지 못한다.
10. 의미 있는 활동에 참여가 없으며 흥미가 없다.
11. 다른 사람들로부터 분리된 느낌을 갖는다.
12. 사랑을 포함하여 감정의 충만한 폭을 경험할 수 없다.
13. 미래에 대하여 염세주의적이고 운명론적인 태도를 보인다.
14. 수면장애가 있다.
15. 흥분을 잘한다.
16. 집중력의 장애가 있다.
17. 과다 경계를 한다.
18. 과장된 놀람 반응을 보인다.
19. 증상이 1개월 이상 지속되어 왔다.
20. 슬픔 또는 죄책감, 그리고 우울증의 다른 징후가 있다.
21. 알코올 그리고/또는 약물 남용이 있다.
22. 자살사고가 있다.
23. 특히 친밀한 관계에서 대인관계 갈등의 양상을 보인다.
24. 언어적으로 그리고/또는 신체적으로 난폭한 위협 또는 행동이 있다.
25. 권위자/협력자와의 갈등 또는 불안증상 때문에 지속적인 고용이 되지 못한다.

—. ____

____

—. ____

____

—. ____

____

장기 목표

1. 외상적 사건이 인생의 많은 면에 영향을 준 부정적 충격을 줄이고, 외상 이전의 기능수준으로 회복한다.
2. 관계에 건설적으로 참여하고 정상적인 책임감을 수행할 수 있는 효과적인 대처기술을 개발하고 실행한다.
3. 부정적인 감정으로 압도당하지 않고 외상적 사건을 회상한다.
4. 도피와 부정을 지속시키는 역할을 하는 파괴적 행동을 종결하고 동시에 치유를 증진하고, 과거의 사건을 수용하고, 책임 있는 삶을 사는 행동을 실행한다.

__. ____

____

__. ____

____

__. ____

____

단기 목표들

1. 외상후 스트레스장애의 증상을 평가하기 위한 심리적 검사에 협조한다.(1)
2. 고통을 주며 기능의 장애를 일으키는 외상후 스트레스장애의 증상을 확인한다.(2, 3, 4)
3. 가능한 자세히 외상적 사건을 묘사한다.(5, 6)

4. 외상의 시기에 경험했던 느낌들을 묘사한다.(6)
5. 외상후 스트레스장애 증상이 직장 또는 학교, 그리고 사회/여가 생활에 있어서 개인의 관계, 기능에 어떻게 영향을 주어왔는지를 확인한다.(7)
6. 물질의존의 생체심리사회적 병력에 대해서 솔직하고 자세하게 정보를 제공한다.(8, 9)
7. 스트레스나 고통으로부터 탈출하기 위하여 일차적인 대처 기전으로 기분 변화 물질을 사용하였고, 그로 말미암아 부정적인 결과가 초래되었음을 인식하고, 이러한 인식을 말로 표현한다.(10, 11)
8. 물질의존의 치료에 동의한다.(12)
9. 분노 조절력을 상실했던 경우를 확인한다.(13)
10. 분노 조절 기술의 인식과 실행을 말로 표현한다.(14)
11. 외상후 스트레스장애가 어떻게 발생하는 지와 그것이 자신과 타인에게 주는 충격에 대한 인식을 말로 표현한다. (15)
12. 긴장, 공황, 스트레스, 분노, 불안에 대한 대처 방법으로 이완훈련을 연습하고 실행한다.(16, 17)
13. 스트레스 해소 기법으로 규칙적인 연습 섭생(regimen)을 실행한다.(18, 19)
14. 감정적인 혼란 없이 외상적 사건에 대해서 편안하게 말을 하며 그리고/또는 생각할 수 있는 향상된 능력을 보고한다.(20, 21, 22, 23, 26)
15. 불안을 유발하는 현재의 자극 요인과 과거의 외상과 관련해서 파국화 시키는 것, 그리고 부정적인 자기-말에 대해서 확인한다.(22)
16. 부정적이고 자기 패배적인 생각을 긍정적이고 정확하며 자기 강화적인 자기-말로 대체한다.(23)

17. 과거 외상과 관련된 기억과 느낌을 자극하는 현실의 자극(in vivo)에 접근하며, 이완 기법과 긍정적인 자기-말을 사용함으로서 평온하게 머무른다.(24)
18. 외상에 대한 꿈으로 방해받지 않고 수면을 취한다.(16, 17, 18, 19, 25)
19. 외상적 사건의 감정적 반응을 줄이기 위한 안구운동 탈감작과 재처리(eye movement desensitization and reprocessing, EMDR) 기법에 협조한다.(26)
20. 외상후 스트레스 장애에 초점을 두는 집단 치료에 참가한다.(27)
21. 약물의 필요성에 대한 평가에 협조한다.(28)
22. 처방된 약을 복용하고 그 효과와 부작용에 대해서 보고한다.(29)
23. 합동 그리고/또는 가족 치료시간에 참석한다.(30)
24. 외상에 대한 반응과 연관된 모든 해리증상을 기술한다.(31)
25. 직업상의 기능에 있어서 외상후 스트레스장애가 부정적인 충격을 주었던 것에 대한 이해를 말로 표현하고, 직업상의 갈등에 대한 치료에 협조한다.(32)
26. 자살 사고를 포함한 우울 증상을 말로 표현한다.(33)
27. 미래에 대해서 희망적이고 긍정적인 진술을 말로 표현한다.(34, 35)

__. ______________________________

__. ______________________________

__. ______________________________

치료적 중재

1. 외상후 스트레스장애 증상의 유무와 강도를 평가하기 위하여 심리적 검사를 의뢰한다.(예를 들어, MMPI-2, Impact of Events Scale, PTSD Symptom Scale, or Mississippi Scale for Combat Related PTSD)
2. 외상적 사건이 자신의 생활에 어떻게 부정적인 충격을 주었는지에 대해서 확인하도록 요구한다.
3. 외상후 스트레스장애의 상태를 평가하기 위하여 Clinician Administered PTST Scales(CAPS-1)을 사용한다.
4. 외상후 스트레스장애로 인한 자신의 증상을 강도 순서대로 적어서 목록을 만들도록 한다.
5. 외상적 사건의 진상에 대한 회상을 부드럽고 조심스럽게 조사한다.
6. 외상의 시기에 환자의 감정적 반응을 조사한다.
7. 외상후 스트레스장애의 증상이 개인의 관계, 직장 또는 학교, 사회/여가 생활에 미친 영향에 대해서 조사한다.
8. 외상과 관련된 부정적인 감정(예를 들어, 공포, 죄책감, 분노, 등)으로부터 탈출하기 위한 수단으로 물질의존이 있는지에 대해서 평가한다.
9. 물질남용에 초점을 두어 가족과 개인의 생체심리사회학적 병력을 자세히 조사한다.
10. 물질남용과 그러한 결과로 인하여 발생한 수치감, 죄책감, 낮은 자기 가치감을 조사한다.
11. 생체심리사회적 병력을 사용하여 물질의존의 발단에 기여한 가족적, 감정적, 사회적 요소들을 환자가 이해하도록 돕는다.

12. 물질의존의 치료를 위해 환자를 의뢰한다.(이 책의 물질의존의 장을 보라)
13. 분노 조절이 되지 않아 재산의 파산 그리고/또는 타인에게 상해를 입히는 위협이나 실제적 폭력을 일으켰던 경우를 평가한다.
14. 분노 조절 기법을 교육한다.(이 책의 분노 조절의 장을 보라)
15. 교육적인 치료시간을 위해 환자를 의뢰하거나, 외상에 대한 진상과 생존자의 충격 그리고 그들의 그후 적응에 관해서 환자에게 교육한다.
16. 심호흡과 이완을 유도하기 위한 긍정적 상상을 함께 하면서 깊은 근육 이완을 하는 방법을 교육한다.
17. 환자의 깊은 이완을 증가시키기 위해 EMG 생체피드백을 사용한다.
18. 일상적인 신체적 운동을 개발하고 격려한다.
19. *Exercising Your Way to Better Mental Health* (Leith) 프로그램을 읽고 실행하도록 권유한다.
20. 외상적 사건에 대한 감정적 반응을 줄이기 위하여 체계적인 탈감작과 지시된 상상을 사용하여 외상적 사건에 점진적으로 노출한다.
21. 외상적 사건과 관련된 환자의 감정을 자세히 조사하고, 반복적인 언급으로 감정적 반응의 강도를 점진적으로 줄이도록 한다.
22. 과거의 외상과 성공적이지 못한 대처나 파국화에 대한 예상과 관련된 부정적인 자기-말을 조사한다.
23. 부정적인 자기 패배적 생각의 목록을 만들고, 각 목록을 자기 강화적인 자기-말로 대체하도록 도와준다.
24. 과거 외상과 관련된 생각이나 느낌을 촉발하는 이전에 회피했던 자극들에 환자가 접근하도록 격려한다. 자극에 접근하는 동안에

이완, 심호흡, 긍정적인 자기-말을 적극적으로 사용하도록 한다.

25. 환자의 수면양상을 관찰하고 수면에 도움이 되도록 이완과 긍정적인 상상을 이용하도록 격려한다.(이 책의 수면장애 장을 보라)
26. 외상적 사건에 대한 감정적 반응성을 줄이기 위하여 안구운동 탈감작과 재처리(eye movement desensitization and reprocessing, EMDR) 기법을 사용한다.
27. 다른 외상후 스트레스장애 생존자와 외상적 사건과 그것의 영향을 공유하는 데에 초점을 두는 집단치료 시간을 수행하거나 환자를 의뢰한다.
28. 약물의 필요성을 평가하고(예를 들어, 선택적 세로토닌 재흡수 차단제), 적절하다면 처방을 받도록 한다.
29. 환자의 기능수준을 토대로 약물의 순응도와 효과를 관찰하고 평가한다.
30. 외상후 스트레스장애의 증상으로 인해서 받은 상처의 회복을 촉진시키기 위해 가족 치료시간과 합동 치료시간을 가진다.
31. 해리증상(재현현상, 기억상실, 주체성 장애 등)에 대해서 평가하고, 치료하거나 치료를 위해 의뢰한다.(이 책의 해리 장을 보라)
32. 직업적 이력을 조사하고, 직업적인 문제를 적절하게 치료한다.(이 책의 직업적인 스트레스 장을 보라)
33. 우울증의 깊이와 자살 가능성을 평가해서 적절하게 치료하며, 필요한 안전 예방조치를 취한다.(이 책의 우울증과 자살사고 장을 보라)
34. 절망감과 무력감을 강화하는 인지적 메시지에 대한 인식을 개발하도록 돕는다.
35. 자기 확신과 적응적 행동을 증가시키는 긍정적이고 현실 근거의 인지적 메시지를 강화한다.

___. ____

____

___. ____

____

___. ____

____

진단적 제안들

축 I :	309.81	Posttraumatic Stress Disorder (외상후 스트레스장애)
	300.14	Dissociative Identity Disorder (해리성 주체성장애)
	300.6	Depersonalization Disorder(이인장애)
	300.15	Dissociative Disorder NOS (달리 분류되지 않는 해리장애)
	309.xx	Adjustment Disorder(적응장애)
	V61.21	Physical Abuse of Child(995.5, Victim) (소아의 신체적 학대)
	V61.1	Physical Abuse of Adult(995.5, Victim) (성인의 신체적 학대)
	V61.21	Sexual Abuse of Child(995.5, Victim) (소아의 성적 학대)
	V61.1	Sexual Abuse of Adult(995.81, Victim)

		(성인이 성적 학대)
	308.3	Acute Stress Disorder(급성 스트레스장애)
	304.80	Polysubstance Dependence(다종 물질의존증)
	305.0	Alcohol Abuse(알코올 남용)
	303.90	Alcohol Dependence(알코올 의존증)
	304.30	Cannabis Dependence(대마 의존증)
	304.20	Cocaine Dependence(코카인 의존증)
	304.0	Opioid Dependence(아편 의존증)
	296.xx	Major Depression(주요 우울증)
	______	______________________
	______	______________________
축 II :	301.83	Borderline Personality Disorder (경계선 인격장애)
	301.9	Personality Disorder NOS (달리 분류되지 않는 인격장애)
	______	______________________
	______	______________________

정신증

행동적 정의

1. 괴이한 사고내용을 보인다(과대망상, 피해망상, 관계망상, 영향망상, 조종망상, 신체 망상, 또는 부정 망상).
2. 비논리적인 형태의 사고/언어를 보인다(말을 하는데 있어서 사고의 연상의 이완, 지리멸렬; 비논리적 사고; 애매하고, 추상적이며, 또는 반복적인 언어; 신어조작증, 보속증, 음연상).
3. 지각장애를 보인다(환각, 특히 환청이 많으며 드물게 환시나 환후도 있다).
4. 정동장애를 보인다(둔화된 정동, 무정동, 정동의 둔마, 또는 부적절한 정동).
5. 자기 감의 상실이 있다(자아 경계의 상실, 정체성의 결여, 심한 혼돈).
6. 의욕의 감소가 있다(흥미와 욕구의 결여, 또는 논리적인 결론으로

과정을 따라가는 활동능력의 결여; 심한 양가감정을 보이거나 목표 지향적인 활동의 결여).

7. 관계의 위축이 있다(외부 세계와의 접촉으로부터 위축, 자기중심적이며 환상적인 생각에 몰입, 거리감).
8. 정신운동 이상증상이 있다(환경에 대한 반응성이 심하게 저하; 다양한 긴장성 증상으로 혼미, 경직, 흥분, 자세, 또는 거부증; 이상한 매너리즘 또는 얼굴 찡그림).

__. ______________________________

__. ______________________________

__. ______________________________

장기 목표

1. 긍정적인 감독기능과 지속적인 약물복용으로 정신병적 활동증상을 조절하거나 제거한다.
2. 환각 그리고/또는 망상을 의미 있게 감소시키거나 제거한다.
3. 급성, 반응성, 정신병적 증상을 제거하고, 정상적인 기능의 정동, 사고, 관계로 회복한다.

__. ______________________________

__. ______________________________

—.

단기 목표들

1. 정신병적 증상의 유형과 병력을 기술한다.(1, 2, 3)
2. 환자 또는 다른 중요한 사람들은 심각한 정신질환에 대한 가족력을 제공한다.(4)
3. 고통스런 증상이 정신질환 때문이라는 것을 받아들이고 이해한다.(5, 6)
4. 항정신병 약물의 복용에 대한 필요성을 이해하고 처방대로 협조하는 것에 동의한다.(7, 8)
5. 지도감독의 유무에 상관없이 지속적으로 항정신병 약물을 복용한다.(8)
6. 통제된 생활환경의 필요성을 받아들인다.(9, 10)
7. 자신의 기본적인 욕구를 돌보지 못하며, 그리고/또는 자신이나 타인에게 해로운 행동을 한 병력을 기술한다.(10)
8. 급성 정신병적 파탄을 유발할 수 있는 최근에 받은 스트레스를 기술한다.(11, 12)
9. 환경과 관련된 위협감을 줄일 수 있는 방향으로 환경을 변화시키는 조치를 취한다.(13)
10. 환각 그리고/또는 망상의 감소 또는 사라짐을 보고한다.(7, 8, 14, 15, 16)
11. 우호적인 만남에 적절하게 반응함으로서 제한된 사회기능을 보여

주기 시작한다.(1, 5, 13, 14, 17)
12. 논리적이며 조리있는 말로서 생각을 분명하게 표현한다.(7, 8, 18, 19)
13. 비합리적인 믿음을 지지하는 잠재된 욕구, 갈등, 감정에 대한 이해를 말로 표현한다.(11, 14, 16, 20)
14. 가족들은 환자의 정신병적 삽화의 급성 악화가 일어나는 기회를 줄이기 위하여 그들의 긍정적 지지를 증가시킨다.(21)
15. 가족들은 환자의 내적 갈등을 조장하는 이중-맹검 메시지를 중단한다.(22)
16. 가족들은 환자의 정신적 질환과 연관된 그들의 죄책감, 좌절감, 공포감을 공유한다.(23)
17. 가족들은 지지단체에 의뢰하는 것을 받아들인다.(24)
18. 점차적으로 병전 기능수준으로 회복하고 자신의 기본적인 욕구를 돌보는 데에 대한 책임을 받아들인다.(8, 14, 16, 18, 25)

__. ____

____

__. ____

____

__. ____

____

치료적 중재

1. 평온하고, 지지적인 태도, 편안한 시선접촉, 그리고 적극적인 경청

을 통하여 수용함을 보여준다.

2. 임상적 면담 그리고/또는 심리적 검사를 통하여 사고장애의 전반을 평가한다.
3. 정신병이 전구증상과 민감한 요소가 있는, 단기 반응성 성향인지 또는 장기간의 성향인지를 결정한다.
4. 심각한 정신적 질환의 가족력을 조사한다.
5. 정신착란의 느낌과 공포를 줄이기 위하여 지지적인 치료를 한다.
6. 정신병적 과정의 특징과 생화학적 요소, 그리고 합리적 사고에 대한 혼란스런 영향을 설명한다.
7. 의사를 통하여 적절한 향정신성 약물을 처방 받도록 한다.
8. 환자의 약물 순응도를 관찰하고 비순응적이면 재조정한다.
9. 필요하면 통제된 생활환경을 마련한다.
10. 만약 환자가 자신의 기본적인 욕구를 돌볼 수가 없거나, 자신이나 타인에게 해를 줄 수 있다면 정신병원에 강제적으로 입원하도록 한다.
11. 반응성 정신병의 원인을 조사한다.
12. 정신병적 삽화를 유발하는 스트레스와 연관된 느낌을 조사한다.
13. 환경에서 오는 위협감을 줄이도록 환자를 돕는다.(예를 들어, 보다 안전하게 살 수 있는 곳을 찾음. 사회복지사가 자주 방문하도록 함. 가족들이 보다 자주 전화를 하게 함)
14. 현실을 근거로 한 증거와 잘못 해석한 것을 검토하여 비합리적인 믿음을 재구성하도록 돕는다.
15. 환자가 왜곡된 환상에서 벗어나 외부 세계의 현실에 초점을 두도록 격려한다.
16. 자신이 만든 메시지와 외부 세계의 현실 사이의 자극 근원을 구별한다.

17. 타인에게 사회적으로, 감정적으로 적절하게 반응하는 것을 강화한다.
18. 비논리적인 사고와 말을 부드럽게 직면시켜서 혼돈된 생각을 재조정하게 한다.
19. 사고와 말의 명확성과 합리성을 강화한다.
20. 비합리적인 사고를 유발시키는 잠재된 욕구와 감정을 조사한다. (예를 들어, 부적절감, 거절, 불안, 또는 죄책감)
21. 환자의 질병, 치료, 예후에 관한 교육을 위하여 가족 치료 시간을 마련한다.
22. 가족들이 환자의 정신병적 증상과 불안을 증가시키는 이중-맹검 메시지를 피하도록 도와준다.
23. 가족들이 환자의 정신질환과 행동 양상에 관련된 그들의 좌절감, 죄책감, 공포, 또는 우울감을 공유하도록 격려한다.
24. 가족들을 정신병 환자의 가족을 위하여 조직된 지역사회 기반의 지지단체에 의뢰한다.
25. 환자의 일상적인 기능수준을 관찰하며- 즉, 현실 지남력, 개인위생, 사회적 상호작용, 적절한 정동-그리고 환자의 과정을 재조정하거나 강화함으로서 피드백을 준다.

__. ______________________________

____

__. ______________________________

____

__. ______________________________

____

진단적 제안들

축 I :	297.1	Delusional Disorder(망상장애)
	298.8	Brief Psychotic Disorder(단기 반응성 정신병)
	295.xx	Schizophrenia(정신분열병)
	295.30	Schizophrenia, Paranoid Type (정신분열병, 망상형)
	295.70	Schizoaffective Disorder(분열정동장애)
	295.40	Schizophreniform Disorder(정신분열형 장애)
	296.xx	Bipolar I Disorder(I형 양극성 정동장애)
	296.89	Bipolar II Disorder(II형 양극성 정동장애)
	296.xx	Major Depressive Disorder(주요 우울장애)
	310.1	Personality Change Due to(Axis III Disorder) (일반적 의학적 상태로 인한 성격의 변화)
	______	______________________________
	______	______________________________

성인 정신치료 계획 길라잡이

성적 학대

행동적 정의

1. 중요한 다른 사람들에 의해서 확증될 수 있는 부적절한 소아기 성적 접촉에 대한 희미한 기억이 있다.
2. 분명하고 자세한 기억으로 성적으로 학대당한 자기 보고를 한다.
3. 소아기 시절을 회상하지 못한다.
4. 다른 사람과 친밀한 관계를 맺는 것이 아주 어렵다.
5. 원하였던 파트너와 성적 접촉을 즐기지 못한다.
6. 가까운 친척과 접촉이 될 때 설명할 수 없는 분노, 격노, 또는 공포감이 생긴다.
7. 전반적으로 난잡한 성행위 또는 관계의 섹스화가 있다.

—. ____

____

—. ____________________

____

—. ____________________

____

장기 목표

1. 친밀한 관계를 맺을 수 있는 능력을 증진시킴으로서 성적으로 학대당한 문제를 해결한다.
2. 적절한 성적 접촉으로 즐거움을 느낌으로서 성적 학대로부터의 치유과정을 시작한다.
3. 감정의 조절과 결과적인 이해로서 성적으로 학대받은 것과 관련된 문제를 성공적으로 다룬다.
4. 부적절한 관계의 섹스화 없이 성적 학대를 인식하고 받아들인다.
5. 성적 학대의 여부를 입증한다.
6. 성적 학대의 희생자에서 벗어나 성적 학대의 생존자로 향하는 과정을 시작한다.

—. ____________________

____

—. ____________________

____

—. ____________________

____

단기 목표들

1. 학대의 모든 이야기를 말한다.(1, 2)
2. 학대의 성질, 빈도, 기간을 확인한다.(1, 2, 3)
3. 학대에 연관된 느낌을 확인하고 표현한다.(1, 4)
4. 그 문제를 해결하는 과정에서 도움과 격려를 줄 수 있는 핵심적인 사람의 지지체계를 확인한다.(5, 6)
5. 성적 학대에 대한 증가된 지식과 그것의 영향을 말로 표현한다.(7, 8)
6. 학대의 인정을 반영하는 학대에 대해서 숨김없이 말을 하는 증가된 능력을 보여준다.(1, 4, 9)
7. 학대에 관해서 비학대적인 핵심 가족들에게 알림으로서 가족에서의 비밀을 줄인다.(10, 11, 12)
8. 자신은 학대에 대한 책임이 없음을 말로서 단언함으로써 수치감을 줄인다.(6, 9, 13, 14, 22)
9. 학대의 기억을 명확히 한다.(3, 15, 16)
10. 학대의 충격이 일어난 그 당시와 현재에도 영향을 주어 왔음을 포함해서 가해자에게 그리고 가해자에 대한 감정을 표현하다.(10, 17, 18)
11. 자신의 인생에 충격적인 영향을 준 성적 학대의 방법들에 대해서 말로 표현한다.(7, 19, 20)
12 성 학대 경험이 어떻게 신체적 접촉이나 언어적 암시를 통하여 손상된 가족 경계 형태의 한 부분이 되었는지를 묘사한다.(21)
13. 수치심을 극복하는데 도움을 주는 책을 읽는다.(22)
14. 희생자라는 진술을 줄이고 대신에 개인에게도 능력이 있음을 반영하는 진술을 증가시킨.(13, 14, 23)

15. 성적 학대의 생존자로 자신을 인식함을 말로 표현한다.(7, 23, 24)
16. 학대에 개입한 모든 사람들을 용서할 수 있는 자신의 긍정적인 면을 확인한다.(3, 24, 25, 26)
17. 자신과 가해자, 그리고 학대와 연관되어 있는 다른 사람들을 용서하는 수준을 높인다.(26, 27)
18. 다른 사람에 대한 신뢰수준을 높여서 보다 사회화 되고 보다 친밀한 관계를 잘 견딜 수 있음을 보여 준다.(6, 28, 29)
19. 다른 사람과의 적절한 신체적 접촉을 받아들이고 시작할 수 있는 능력이 증가했음을 보고한다.(30, 31)

__. ______________________________

____

__. ______________________________

____

__. ______________________________

____

치료적 중재

1. 개인 치료시간에 지속적인 시선접촉, 무조건적인 긍정적 배려, 따뜻한 수용을 통하여 환자와 신뢰수준을 적극적으로 형성하여 자신의 감정을 확인하고 표현할 수 있는 능력을 증진시키도록 돕는다.
2. 불필요한 세부 내용을 얻기 위하여 초기에 압박하지 않고 조심스럽게 성적 학대에 대하여 조사한다.

3. 자신이 성장했던 집을 그림으로 그리도록 하고, 모든 사람들이 각자 잠을 자는 곳을 자세히 표시하도록 한다.
4. 학대와 관련된 감정을 조사하고 그러한 감정을 말로서 표현하고 명확히 하는 것에 대하여 환자를 지지하고 격려한다.
5. 지지적이고 격려가 될 수 있는 사람들을 확인해서 그들의 협력을 받을 수 있도록 환자를 돕는다.
6. 성적 학대의 생존자를 위한 지지단체에 환자가 참석하도록 격려한다.
7. *The Courage to Heal* (Bass and Davis), *Betrayal of Innocence* (Forward and Buck), 또는 *Outgrowing the Pain* (Gil)을 읽게 하고, 치료자와 함께 주요 내용을 다룬다.
8. *The Courage to Heal Workbook* (Davis)의 편지 쓰기 연습을 하게하고 분석한다.
9. 마치 자신이 학대의 책임이 있는 것처럼 수치스러워하거나 당황하지 않고 학대에 대해서 솔직하게 말을 할 수 있도록 격려한다.
10. 환자가 성적 학대와 관계있는 주요 인물과(예를 들어, 가해자, 형제, 또는 부모) 빈 의자 대화연습을 하도록 안내하고, 성적 학대와 그것의 영향에 대해서 말을 하게 한다.
11. 환자가 학대의 배우자와 이야기 할 수 있는 합동치료시간을 가진다.
12. 부모에게 학대를 드러내 보이도록 환자를 지지하고 도울 수 있는 가족치료시간을 마련한다.
13. 외상적 사건과 연관된 책임감, 또는 감정적 만족, 육체적 쾌락과 연관된 모든 죄책감을 확인하고 표현할 수 있도록 격려하고, 지지하며 돕는다.
14. 외상적 사건에 대한 책임감을 반영하거나 자신이 희생자임을 표

현하는 환자의 모든 진술을 직면시키고 분석한다. 그리고 환자가 학대로부터 해방되어 그 문제를 성공적으로 다루어 나감으로서 감정을 느끼는 권한을 위임받도록 돕는다.

15. 학대의 성질과 정도를 보다 많이 이해하고 또한 보다 명확히 하기 위해서 환자를 최면에 유도하거나 의뢰한다.
16. 사건에 대해서 이야기를 하고 생각을 하며, 일지를 쓰게 함으로서 학대의 자세한 내용을 환자가 기억할 수 있도록 한다. 책이나 비디오 또는 드라마 소재를 근거로 하여 아름답게 꾸미는 것을 경계하고, 단지 치료자가 가지고 있는 의심을 입증하기 위하여 환자를 이끌지 않도록 각별한 주의가 필요하다.
17. 환자가 가해자에게 분노 편지를 쓰게 하고, 치료자와 함께 그것을 검토한다.
18. 환자가 학대의 가해자를 직면시키는 합동치료시간을 가진다.
19. 학대와 연관된 증상 발달 경향을 환자와 함께 만든다.
20. 자신의 인생에 강한 충격을 준 성적 학대의 방법에 대한 목록을 작성하도록 하고, 치료자와 함께 그 목록을 검토한다.
21. 환자와 가계도를 만들어 친밀감과 성에 연관된 손상된 가족 경계 양상의 핵심을 조명할 수 있도록 돕는다.
22. *Healing the Shame That Binds You* (Bradshaw), *Shame* (Kaufman), 그리고 *Facing Shame* (Fossum and Mason)을 환자가 읽게 하고, 치료자로 함께 주요 내용을 다룬다.
23. 희생자로서의 긍정적인 면과 부정적인 면, 그리고 생존자로서의 긍정적인 면과 부정적인 면을 인식하는 연습을 철저히 하도록 한다.
24. 희생자가 되는 것과 생존자가 되는 것, 또는 계속 가지고 가느냐 아니면 용서하느냐에 대한 비용–이익 연습(Burns의 *Ten Days to*

Self-Esteem)을 참고)을 서로 대비해서 철저하게 하도록 하고, 치료자와 함께 그 연습을 다룬다.

25. "The Seedling"(소아기에 학대받은 환자의 이야기)라는 표제의 *Stories for the Third Ear* (Wallws)를 읽게 하고 분석한다.
26. *Forgive and Forget* (Smedes)을 읽도록 권유한다.
27. 용서의 글을 쓰도록 하고 그리고/또는 용서 연습(Simon and Simon의 *Forgiving*을 참고)을 열심히 하도록 해서 치료자와 함께 그 과정을 다룬다.
28. 관계에 있어서 신뢰감을 형성하는 공유-점검 방법(Share-check method)을 환자에게 교육한다.(즉, 자신의 작은 부분만 공유를 하고 그런 후에 공유된 부분이 존중이 되고 친절하며, 믿을 수 있게 처리되는 지를 확실하게 점검한다; 신뢰할 수 있는 증거가 입증이 됨으로서 보다 자유롭게 공유하게 된다.)
29. 역할연기, 모델링을 사용하여 너무 느슨하지도 않고 너무 제한적이지도 않는 개인의 경계를 어떻게 설정하는 지를 교육한다.
30. 적절한 접촉을 주고받을 수 있도록 격려하고, 적절한 범위를 환자가 규정할 수 있도록 돕는다.
31. 일주일에 한 번 또는 두 번씩 접촉을 시작하거나 적극적으로 접촉하도록 격려한다.(즉, 배우자의 등을 문질러 주는 것, 전문적인 마사지를 받는 것, 친구를 껴안는 것 등)

__. ________________________________

__. ________________________________

__. ________________________________

진단적 제안들

축 I :	303.90	Alcohol Dependence(알코올 의존증)
	304.80	Polysubstance Dependence(다종 물질의존증)
	300.4	Dysthymic Disorder(기분부전장애)
	296.xx	Major Depressive Disorder(주요 우울장애)
	300.02	Gerneralized Anxiety Disorder(범불안 장애)
	300.14	Dissociative Identity Disorder (해리성 주체성 장애)
	300.15	Dissociative Disorder Nos (달리 분류되지 않는 해리장애)
	V61.21	Sexual Abuse of Child(995.5, Victim) (소아의 성적 학대)
	V61.1	Sexual Abuse of Adult(995.81, Victim) (성인의 성적 학대)
	____	____________________
	____	____________________
축 II :	301.82	Avoidant Personality Disorder (회피성 인격장애)
	301.6	Dependent Personality Disorder (의존성 인격장애)

수면 장애

행동적 정의

1. 잠들기가 어렵거나 수면의 유지가 어렵다.
2. 수면시간은 충분하지만 잠이 깬 후에 상쾌한 느낌이나 안정감이 없다.
3. 낮에 주로 잠을 자거나 낮 동안에 너무 쉽게 잠에 떨어진다.
4. 환자의 환경에 정상적인 수면-각성 주기의 역전으로 인하여 불면 또는 과면이 있다.
5. 자신에게 위협적인 깜짝 놀라게 하는 꿈이 자세하게 기억이 되면서 반복적으로 각성하게 되어 고통을 받는다.
6. 두려운 비명과 함께 갑자기 잠에서 깨어나며, 심한 불안과 자율신경계 항진증상, 자세한 꿈의 기억은 없고 지남력의 상실 또는 혼동 상태를 보인다.
7. 반복적인 수면 보행(몽유증) 삽화를 보이며 그 삽화 동안은 기억상

실이 있다.

—. ______________________________

____

—. ______________________________

____

—. ______________________________

____

장기 목표

1. 편안한 수면양상을 회복한다.
2. 깨어 있는 동안에 상쾌하고 활력을 느낀다.
3. 잠을 깨우는 불안-유발 악몽을 꾸지 않는다.
4. 공포로 갑작스럽게 잠이 깨어나는 것을 멈추고 평화롭고, 편안한 수면 양상을 회복한다.
5. 수면 보행(몽유증) 삽화를 줄이고 편안한 수면을 회복한다.

—. ______________________________

____

—. ______________________________

____

—. ______________________________

____

단기 목표들

1. 자세한 수면 양상과 그 병력을 기술한다.(1, 2)
2. 수면 양상과 관련된 일상의 스트레스 일지를 기록한다.(1, 2)
3. 물질남용 또는 약물사용이 병력을 공유한다.(3)
4. 수면장애의 기질적 요인과 향정신성 약물의 필요성을 평가하기 위해 의사와 진료 약속을 한다.(4, 17)
5. 우울감을 말로 표현하고 가능한 원인을 공유한다.(2, 3, 5)
6. 수면장애를 지속시키는 감정적 외상의 경험에 대해서 토론한다.
7. 꿈에 대한 일지를 기록하면서 고통스러운 꿈들을 기술한다.(7, 8)
8. 조절력의 상실과 관련된 두려움을 토론한다.(8)
9. 수면장애를 유발할 수 있는 죽음에 대한 공포를 드러내 보인다.(8, 9)
10. 수면을 방해하는 현재의 스트레스를 확인한다.(2, 6, 10)
11. 스트레스에 적극적으로 대처하는 계획을 말로 표현한다.
12. 수면 경험과 연관된 소아기 외상 경험을 공유한다.(7, 12)
13. 수면장애를 지속시키는 성적 학대 사건을 밝힌다.(7, 13)
14. 수면유도 스케줄에 따른다.(14)
15. 심층 근육 이완 훈련을 연습한다.(15, 16)
16. 깊은 이완 기술을 얻기 위하여 생체 피드백 훈련을 이용한다.(15, 16)
17. 수면에 대한 효과를 평가하기 위해서 3주 동안 매일 항우울제를 복용한다.(4, 17, 18)
18. 수면 클리닉 의뢰 및 평가에 협조한다.(19)

__. ______________________________

____

___. ____

____

___. ____

____

치료적 중재

1. 수면 양상의 정확한 성질을 평가한다. 즉, 평상시 취침시간, 각성시 활동수준, 영양 습관, 낮잠 습관, 실제 수면시간, 각성과 수면시간 리듬의 비교, 등을 평가한다.
2. 일상적인 스트레스 일지와 밤중에 수면 양상을 매일 기록하게 한다.
3. 수면장애에 영향을 주는 약물 또는 물질남용을 평가한다.
4. 수면장애의 신체적, 약물학적 원인을 배제하고, 향정신성 약물의 필요성을 평가하기 위하여 의사에게 의뢰한다.
5. 수면장애의 원인으로서 우울증의 영향을 평가한다.
6. 수면을 방해하는 최근의 외상적 사건을 조사한다.
7. 고통스러운 꿈의 성질과 삶의 스트레스와의 연관성을 조사한다. 꿈에 대한 일지를 기록하도록 한다.
8. 조절력의 상실과 관련된 두려움을 조사한다.
9. 수면장애를 유발할 수 있는 죽음에 대한 공포를 조사한다.
10. 수면을 방해할 수 있는 불안의 원인을 현재 생활환경에서 확인한다.
11. 스트레스와 불안을 줄이기 위하여 생활환경을 개선하는 계획을 세우도록 한다.

12. 수면경험과 관련된 소아기의 외상을 조사한다.
13. 드러나지 않은 성적 학대의 가능성을 조사한다.
14. 일상적으로 수면유도를 엄격하게 적용하도록 한다: 매일 운동, 취침 전에 낮은 자극, 이완 훈련, 부드러운 음식, 따뜻한 목욕, 독서, 그 밖에 등등)
15. 음성녹음 테이프를 들으면서 그리고 테이프 없이 심층 근육이완 훈련과 호흡훈련을 하도록 한다.
16. 성공적인 이완반응을 강화하기 위하여 EMG(electromyographic) 생체피드백을 적용한다.
17. 편안한 수면을 촉진하기 위해 항우울제 처방을 받도록 한다.
18. 약물의 순응도와 효과를 관찰한다.
19. 수면 무호흡 또는 다른 생리적인 요소의 평가를 위하여 수면클리닉에 의뢰한다.

__. ____
____

__. ____
____

__. ____
____

진단적 제안들

축 I :	307.42	Primary Insomnia(원발성 불면증)
	307.44	Primary Hypersomnia(원발성 과면증)

307.45	Circadian Rhythm Sleep Disorder (1주기 리듬 수면장애)
307.47	Nightmare Disorder(악몽장애)
307.46	Sleep Terror Disorder(야경장애)
307.46	Sleep Walking Disorder(수면 보행장애)
309.81	Posttraumatic Stress Disorder (외상후 스트레스 장애)
296.XX	Major Depressive Disorder(주요 우울장애)
300.4	Dysthymic Disorder(기분부전 장애)
______	______________________________
______	______________________________

사회적 불편감

행동적 정의

1. 대부분의 사회적인 상황에서 나타나는 사회적 불안, 수줍음, 소심함의 전반적인 양상.
2. 타인의 비판 혹은 비난에 대한 과민성.
3. 친척을 제외한 친밀한 친구나 동료가 없음.
4. 어느 정도의 대인관계 접촉을 필요로 하는 상황을 회피함.
5. 타인 앞에서 바보 같은 말이나 행동을 하거나, 혹은 감정적이 될 것 같은 두려움 때문에 사회적 상황에 대한 참여를 꺼림.
6. 사회적 상황에 참여하는 불안을 감소시키기 위해 술이나 약물의 남용함.
7. 깨어있는 대부분의 시간 동안에 고립되어 있거나, 혼자 할 수 있는 활동에만 참여함.
8. 대부분의 사회적 상황에서 심박동 증가, 식은땀 흘리기, 입마름,

근육 긴장, 떨림.

—. ______________________________

____

—. ______________________________

____

—. ______________________________

____

장기 목표

1. 과다한 두려움이나 불안 없이 사회적으로 상호작용한다.
2. 대인 관계에서 삶의 질을 향상시켜 줄 수 있는 필수적인 사회적 기술을 개발한다.
3. 회복적 지지체계를 강화해줄 대인관계 형성 능력을 개발한다.
4. 혼자 보내는 시간과 다른 사람과 상호작용하는 시간 사이의 균형을 유지한다.
5. 사회적 불안을 감소시키기 위해 사용하는 술이나 약물을 중지하고, 건설적인 대처 행동을 학습한다.

—. ______________________________

____

—. ______________________________

____

—. ______________________________

____

단기 목표들

1. 다른 사람들과의 교제와 연관된 두려움의 본질을 확인하고 분류한다.(1, 2, 3).
2. 낮은 자존감의 원인을 인식하고, 사회적 접촉 시간을 증가시키기 위해 하루에 한번씩 사회적 접촉을 시작한다.(1, 4).
3. 수치심이 타인과의 관계에 어떠한 영향을 주는지 확인한다.(2, 4).
4. 사회적 상황에 참여하는 것, 또는 타인과 1 대 1의 관계를 형성하는 것과 연관된 과거의 긍정적 경험을 회상한다.(5)
5. 사회적 불안을 강화하는 부정적 자기-진술을 확인한다.(6, 18, 19)
6. 다른 사람들과의 상호작용에 대한 두려움을 극복하게 도와줄 수 있는 긍정적인 자기-진술을 개발한다.(7)
7. 하루에 한번 친밀한 사람과의 사회적 접촉을 시작하고, 시간을 점차 증가시킨다.(8, 9)
8. 사회적 그리고 지지적 집단에 참여하는 것의 긍정적인 결과를 언어적으로 보고한다.(9, 10, 11, 12)
9. 집단을 경험하는 의미 있는 방법으로 대화를 시도해 본다.(10, 11, 13, 14)
10. 낯선 사람과의 사회적 접촉을 시작한다.(12, 15)
11. 과거에 경험했던 성공적인 사회적 기술을 확인하고 다시 실천한다.(5, 16)
12. 그 또는 그녀가 다른 사람들을 좋아함으로써, 다른 사람들도 받아들일 수 있는 방법들을 확인한다.(17, 18, 19, 20)
13. 자기 수용의 감정과 진술을 증가시킨다.(19, 21, 22)
14. 자기주장적 기술을 이행한다.(13, 14, 23)
15. 친밀한 관계를 회피하기 위해 사용된 방어 기제들을 언어적으로

기술한다.(22, 24)

16. 새로 형성된 타인과의 신뢰감을 언어적으로 보고하고 설명한다.(12, 20, 21, 25)
17. 휴일을 사회적 활동과 혼자하는 활동으로 나눠서 사용하는 서면 계획을 개발한다.(12, 19, 26)

—. ____

____

—. ____

____

—. ____

____

치료적 중재

1. 다른 사람들과의 관계와 연관된 두려움을 환자가 인식하도록 돕는다.
2. 낮은 자존감과 수치심을 강화했을 수 있는 아동기의 비난, 버려짐 또는 학대의 경험을 탐색한다.
3. 거부의 두려움을 강화했을 수 있는 아동기와 청소년기의 거부와 무시의 경험을 탐색한다.
4. *Healing the Shane that Binds You* (Bradshaw), *Facing Shame* (Fossum and Mason)를 읽도록 권하고, 핵심적 생각을 분석한다.
5. 환자에게 사회적 활동으로부터 얻을 수 있는 긍정적 경험을 나열하고 분석하도록 한다.

6. 환자가 사회적 상호작용에서 유발되는 불안과 연관되어 있는 왜곡된 자동적 사고들을 인식하도록 돕는다.
7. 환자가 다른 사람들과 어울리는 것, 또는 사회적 활동에 참여하는 것에 대한 두려움을 극복하는데 도움을 줄 수 있는 긍정적인 자기-진술을 개발하도록 돕는다.
8. 환자가 매일 한 번의 대화를 하도록 과제를 부여하고, 시간을 1분에서 5분까지 점차 증가시키도록 한다. 그리고 그 결과를 치료자에게 보고하도록 한다.
9. 환자와 타인과의 상호작용을 관찰, 격려, 조정해주고, 긍정적인 되먹임(feedback)을 제공한다.
10. 환자에게 치료 범위 내에서 가능한 사회적 및 여가 활동에 참석하고 참여하도록 권유한다.
11. 환자를 자조모임(즉, AA, NA, Emotions Anonymous, Recovery 등)에 의뢰하고, 치료자와 그 경험을 분석한다.
12. 사회적 상호작용을 시작하고 형성하려는 환자의 노력에 대해 격려하고 지지한다.
13. 환자가 각각의 집단치료 시간마다 두 번씩 자기-노출을 하도록 과제를 부여한다.
14. 환자를 의사소통 증진 세미나 혹은 Dale Carnegie course에 의뢰한다.
15. 환자가 다른 사람과 처음으로 대화를 시작하는 것과 연관된 역할-연기를 하도록 도와주고, 이 경험을 분석한다.
16. 환자가 불안감 없이 즐겁게 사교활동을 할 수 있는 시간이 언제인지를 단기해결-중심적 접근을 활용해서 파악하고, 그 다음 몇 주 동안 이러한 시간과 같은 요소들을 가지고 있고, 이러한 사회적 기술을 일관되게 사용할 수 있는 상황들을 만들어 낸다. 필요하다

면 관찰하고, 조정한다.

17. *Jean and Jane* 또는 *Friedman's Fables*에 있는 "향꽃 장대(The Wallflower)"를 환자에게 읽어주고, 우화를 분석하기 위해 연관된 질문들을 사용한다.
18. *The Feeling Good Handbook* (Burns)에 있는 "사회적 불안(Social Anxiety)" 부분을 환자가 읽도록 하고, 핵심 생각을 치료자와 분석한다.
19. 환자에게 자신감에 이르는 10일! *Ten Days to Self Esteem!* (Burns)에 있는 사회적 불안과 인지적 왜곡을 완성하고 연습하는 과제를 부여한다.
20. 환자가 다른 사람들과 어떤 점에서 유사한지 인식하도록 돕는다.
21. 환자가 자기 자신을 보다 분명하게, 그리고 지금과는 다른, 보다 희망적인 견지로 보도록 돕기 위해 *Born To Win* (James and Jongeward), *Pulling Your Own Strings* (Dyer), 또는 *I'm OK You're OK* (Harris and Harris)를 읽도록 과제를 부여한다.
22. 환자의 신념과 두려움을 밝혀내고 확인하기 위해 교류분석 접근을 사용한다.
23. 환자에게 자기주장 기술을 훈련시키거나, 자기주장 훈련 집단에 의뢰한다.
24. 환자가 타인과 거리를 유지하도록 하는 방어 기제를 인식하도록 돕고, 최소한의 방어기제를 사용하는 방법을 파악하도록 돕는다.
25. '타인이 자신을 수용할 것이며, 현재에도 수용하고 있다'는 증가된 신뢰감을 반영하는 환자의 진술을 강화해준다.
26. 환자가 사회적 활동과 개인적 활동이 모두 포함되는 여가 시간 일일 계획표를 만들도록 하고, 계획을 점검하고 되먹임을 제공해준다.

___. ____

____

___. ____

____

___. ____

____

진단적 제안들

축 I :	300.23	Social Phobia(사회 공포증)
	300.4	Dysthymic Disorder(기분부전장애)
	296.xx	Major Depressive Disorder(주요우울장애)
	300.21	Panic Disorder with Agoraphobia (광장공포증이 동반된 공황장애)
	309.81	Posttraumatic Stress Disorder (외상후스트레스장애)
	______	______________________________
	______	______________________________
축 II :	301.82	Avoidant Personality Disorder (회피성인격장애)
	301.20	Schizoid Personality Disorder (정신분열성인격장애)
	301.0	Paranoid Personality Disorder

	(편집성인격장애)
301.22	Schizotypal Personality Disorder (정신분열형인격장애)
______	______________________________
______	______________________________

신체화

행동적 정의

1. 머리로 상상된 일부 외모적인 결함에 집착, 혹은 사소한 신체적 이상에 대한 지나친 염려.
2. 심리적 갈등을 유발하는 심리사회적 스트레스에 의해 발생한 신체적 질병.
3. 의학적 근거가 없음에도 불구하고, 심각한 신체적 질병을 가졌다는 두려움에 집착.
4. 의학적 근거가 없는 다양한 신체적 증상들을 호소하며, 이것이 환자 삶의 변화를 야기함(예: 빈번한 진료, 처방, 책임의 회피).
5. 신체적 질병에서 기대되는 수준을 넘어서는 혹은 의학적 근거가 없음에도 불구하고 호소하는 만성적인 통증에 집착.
6. 의학적 근거가 없는 하나 이상의 신체적 증상(보통 모호한)을 호소, 혹은 개인의 기능 손상이 기대되는 정도를 넘어섬.

7. 심리적 근거와 의학적 근거가 모두 포함된, 하나 이상의 해부학적 부위의 통증에 집착

—. ______________________________

____

—. ______________________________

____

—. ______________________________

____

장기 목표

1. 신체적 증상 호소의 빈도를 줄이고, 독립적인 기능의 수준을 향상시킨다.
2. 통증에 초점을 둔 언어적 표현을 줄이는 반면에 생산적 활동을 증가시킨다.
3. 신체에 사소한 결함이 있다 할지라도, 외형을 정상적인 것으로 받아들인다.
4. 자기 자신을 의학적으로 알려진 질병이 없는 상당히 건강한 사람으로 수용한다.
5. 스트레스 관리를 위한 적절한 대처 기제를 발전시킴으로써 신체적 기능을 향상시킨다.

—. ______________________________

____

—. ______________________________

—. ____

____

____

단기 목표들

1. 신체와 관련된 부정적인 감정을 표현하고, 환자가 지각한 신체적 이상성의 재앙화적인 결과에 대한 자기-예측에 관해 논의한다.(1, 2, 3)
2. 신체적 증상의 내면에 잠재된 감정적 스트레스의 원인에 대해 논의한다.(1, 3)
3. 신체적 증상으로부터 얻어지는 이차적 이득을 언어화 한다.(4)
4. 감정적 갈등과 신체적 증상간의 관계에 대한 이해를 언어화 한다.(5)
5. 분노의 원인을 인식한다.(6)
6. 분노 감정을 적극적으로, 그리고 직접적으로 표현한다.(7, 8, 9)
7. 자기-집착에서 벗어나는데 도움이 될 수 있는 유쾌하고 건설적인 활동의 목록을 작성한다.(10)
8. 자기 자신과 신체적 증상에 집착하는 것보다는, 사회적이고 생산적인 활동을 증진시킨다.(10, 11)
9. 신체적 질병에 대한 과다한 초점 속에 존재하는 가족 패턴을 인식한다.(12)
10. 초기 가족사에 근거를 둔 낮은 자존감과, 부적절감의 원인을 인식한다.(13)
11. 부정적인 신체상과 일반적인 낮은 자존감 간의 관계를 인식한다.

(13, 14)

12. 신체를 기능상, 그리고 외관상 정상적 것으로 수용하는 것을 언어화 한다.(15, 16)
13. 스트레스에 대한 반응으로 나타나는 긴장을 완화하기 위해 이완법을 실시한다.(17)
14. 긴장을 완화하고, 자신의 신체에 대한 자신감을 증진시키기 위해 일일 운동 요법을 증가시킨다.(18)
15. 환경적 사건에 대한 능동적인 통제와 희생물과 같은 수동적인 반응의 예를 보고한다.(19)
16. 매일 오직 국한된 시간에만 신체적 증상에 초점을 두고, 이야기하고, 세부 사항을 일지에 쓰도록 한다.(20)
17. 신체적 증상에 대한 집착을 줄이기 위해 자기–처벌적 기법을 실시한다.(21)
18. 신체적 증상이 나타났을 때 사용할 수 있는 대처 행동의 목록을 작성한다.(22)
19. 환자의 신체적 증상에 대한 가족과 친구의 염려를 조사한다.(23)
20. 신체적 증상호소, 진료, 약물 복용을 줄이는 반면에 자신을 정상적으로, 그리고 생산적으로 기능할 수 있는 존재로서 언어적으로 평가하는 것을 증가시킨다.(15, 19, 24)
21. 신체적 문제를 이유로 회피하지 않고 직업적 · 사회적 책임을 수행하도록 한다.(15, 19, 24, 25)
22. 통증 관리 기법을 배우기 위해 통증클리닉에 의뢰되는 것을 수용한다.(26)

__. ______________________________

____

___. ____

____

___. ____

____

치료적 중재

1. 환자의 초기 증상 호소를 거부하거나, 직면시키지 않고 경청해준다.
2. 환자의 신체적 증상 호소에 대한 논의에서 감정적인 갈등과 감정의 표현에 대한 논의로 초점을 바꾼다.
3. 감정적 고통의 원천을 탐색한다. 두려움, 부적절감, 거부, 혹은 학대.
4. 환자가 신체적 질병의 호소에서 얻어지는 이차적 이득에 대한 통찰을 얻도록 돕는다.
5. 환자가 신체적 증상에의 초점과 감정적 갈등 직면의 회피간의 연관성을 수용하도록 돕는다.
6. 분노의 원인을 탐색한다.
7. 역할-연기와 행동적 리허설을 사용하여 적극적이고, 바람직한 방식으로 분노감을 표현하는 것을 가르친다.
8. 자기주장성을 훈련시키거나, 자기주장 훈련 집단에 의뢰한다.
9. 무력감을 호소하는 것과 반대되는 건강한 욕구 충족 방식으로서의 자기주장성을 강화한다.
10. 환자가 신체에 대한 관심에서 벗어나도록 도울 수 있는 유쾌한 활동의 목록을 작성하도록 과제를 부여한다.

11. 자기에 대한 초점에서 벗어나서 취미, 사회적 활동, 봉사활동, 계획 완성, 혹은 직무 복귀로 관심을 향하게 해주는 전환 활동들을 과제로 부여한다.
12. 신체적 증상 호소의 모델이 되고, 강화를 준 가족사를 탐색한다.
13. 낮은 자존감과 부적절감의 이유를 아동기 경험에서 탐색한다.
14. 낮은 자존감과 신체상에 대한 집착간의 연관성을 환자에게 가르친다.
15. 환자가 증상에서 벗어나고, 신체를 정상적인 것으로 수용할 때 긍정적인 되먹임을 제공해준다.
16. 환자의 걱정을 "환자가 건강하다는 것을 확신하도록 하는" 은유법으로 표현한다. 그리고 운동, 성 관계, 즐거움을 증진시키기 위해 고안된 규정을 실시 계획과 함께 제시한다.
17. 생체되먹임(Bio-feedback), 복식 호흡, 긍정적 심상 기법을 사용한 이완법을 훈련시킨다.
18. 운동을 매일 규칙적으로 하도록 과제를 부여한다.
19. 환자가 무력감과 좌절, 분노, "불쌍한 나"를 지속시키기 보다는 환경에 대한 통제력을 가질 수 있게 한다.
20. 환자가 자신의 신체적 문제에 대해 생각, 이야기, 기록하는 특정한 시간을 마련한다. 이 시간 이외에는 환자가 신체적 상태에 관심을 갖지 않도록 한다. 치료적 개입의 효과에 대해 관찰하고 분석한다.
21. 환자가 신체적 증상이 나타날 때마다 겪을 수 있는 '고통'을 만든다.(고통은 환자의 일상생활에 필요하지만, 환자가 불쾌하다고 생각하는 특수한 과제를 의미한다) 환자에게 이러한 규정의 효과를 납득시키고, 순응도와 결과를 관찰한다.
22. 회기에서, 이후에 신체적 증상이 발생할 경우에 대해 이야기 하

고, 환자가 이것을 어떻게 다룰 것인지에 대한 계획을 세운다.

23. 배우자, 친구, 이웃, 종교지도자 등에게, 환자가 신체적 증상에 대해 어느 정도로 염려해야 한다고 생각하는지, 그들 자신이 신체적 증상에 대해 얼마나 염려를 하는지, 신체적 증상의 호소/염려가 나타날 때 환자가 취할 행동으로 무엇을 추천할 것인지를 조사하도록 한다. 그리고 그 결과를 치료자에게 보고하도록 한다.
24. 환자에게 통증을 감내하고, 책임을 수행하는 것이 자존감과 기여감을 형성하는 것이라는 것을 촉구한다.
25. 지속적인 신체적 증상에 대한 호소, 혹은 부정적인 신체에 대한 관심이 친구들과 가족에게 파괴적인 영향을 주는 것에 대해 논의한다.
26. 환자를 통증클리닉에 의뢰한다.

___. ______________________________

____

___. ______________________________

____

___. ______________________________

____

진단적 제안들

축 I :	300.7	Body Dysmorphic Disorder(신체기형화장애)
	300.11	Conversion Disorder(전환장애)
	300.7	Hypochondriasis(건강염려증)

300.81	Somatization Disorder(신체화장애)
307.80	Pain Disorder Associated with Psychological Factors(심리적 요소와 연관된 공황장애)
307.89	Pain Disorder Associated with Both Psychological Factors and an Axis Ⅲ Disorder (심리적 요소 및 III축 장애와 연관된 공황장애)
300.81	Undifferentiated Somatoform Disorder (미분화된 신체형장애)
300.4	Dysthymic Disorder(기분부전증)
______	______________________
______	______________________

영적 혼란

행동적 정의

1. 전능한 존재와의 친밀한 관계에 대한 소망을 표현.
2. 두려움, 분노, 불신으로 특징지어지는 전능한 존재에 대한 감정과 태도.
3. 마치 무엇을 잃어버린 것과 같은 인생의 공허감을 표현.
4. 인생 및 타인에 대한 부정적이고, 쓸쓸한 조망.
5. 종교적 가르침이 포함되지 않은 교육을 받았고, 현재 전능한 존재를 그의 인생에 필요로 함에도 불구하고, 어디서 혹은 어떻게 시작해야 할지 알지 못함.
6. 종교적 양육에서 비롯된 분노, 상처 등이 환자를 무력하게 만들었고, 전능한 존재와 교감할 수 없음.
7. Alcoholics Anonymous(AA)의 2, 3단계를 이해하고, 수용하는데 있어서의 투쟁, 그리고 전능한 존재를 믿는데 있어서의 어려움.

—. ____
____

—. ____
____

—. ____
____

장기 목표

1. 영적 개념을 명료화하고, 지지의 원천으로서의 전능한 존재에 접근하는 자유를 서서히 주입시킨다.
2. 전능한 존재에 대한 믿음과, 전능한 존재와의 관계를 발전시킨다.
3. 전능한 존재에 대한 신앙을 키우고, 지지 체계 속에 통합시킨다.
4. 신앙 혹은 믿음의 발전과 성장을 저해하는 문제들을 해결한다.

—. ____
____

—. ____
____

—. ____
____

단기 목표들

1. 현세의 영적 탐색 혹은 행로의 핵심을 요약한다.(1)
2. 전능한 존재에 대한 믿음을 기술한다.(2, 3)
3. 영적 개념에 대한 아동기 훈육을 기술하고, 현재의 신념에 대한 영향을 인식한다.(4)
4. 전능한 존재의 개념에 대한 지식과 이해의 증가를 언어화 한다.(5, 6)
5. 전능한 존재와 관련된 감정을 인식하고 언어화 한다.(2, 4, 7)
6. 종교적 신앙과 연합된 부정적인 인생 경험을 기술한다.(8)
7. 전능한 존재를 믿는데 있어서 구체적인 방해물을 인식한다.(8, 9)
8. 영적 투쟁을 하고 있는 타인의 경험을 자세하게 기술한 책들을 읽는다.(10)
9. 전능한 존재와 접촉하기 위한 시도를 매일 시행한다.(11, 12, 13)
10. 종교와 신앙간의 차이를 인식한다.(10, 14)
11. 전능한 존재에 대한 개념을 엄하고 판단적인 존재에서부터, 용서와 사랑의 존재로 전환한다.(10, 15)
12. 전능에 대한 믿음을 속세의 아버지에 대한 태도, 느낌과 비교한다.(16)
13. 아버지와 전능한 존재에 대한 믿음과 느낌의 분리를 언어화한다.(17)
14. 현재의 영적 평가로부터 종교인에 대한 부정적인 경험을 분리하도록 노력하는데 동의한다.(8, 18)
15. 전능한 존재로부터의 용서를 수용하는 것을 언어화한다.(19, 20)
16. 선도자 역할을 할 만큼 영적으로 깊은 존경할만한 사람을 찾는다.(21)

17. 영성을 증진시키도록 고안된 집단에 참여한다.(22, 23)
18. 전능한 존재와의 의사소통에 초점을 둔 책들을 읽는다.(24)

__. ____
____

__. ____
____

__. ____
____

치료적 중재

1. 환자에게 자신의 영적 탐색/행로에 관한 이야기를 쓰도록 하고, 치료자와 이것을 분석한다.
2. 전능한 존재에 대한 생각과 느낌을 분석하고 명료화하도록 돕는다.
3. 전능한 존재와 관련된 모든 신념의 목록을 작성하도록 하고, 분석한다.
4. 전능한 존재에 대한 믿음을 둘러싼 아동기 경험을 조사한다.
5. 목사, 사제, 랍비, 신부와 영적 투쟁, 문제, 의문점에 대해 이야기 나누도록 하고, 이를 기록한다.
6. 전능한 존재에 대한 지식과 개념을 형성하기 위해 환자에게 *God: A Biography* (Miles) 혹은 *The History of God* (Armstrong)을 읽도록 한다.
7. 전능한 존재에 대한 환자의 반응인 감정적 요소들(예: 두려움, 거

부, 평화, 수용, 유기 등)을 탐색한다.

8. 환자가 타인들에 의해 겪은 종교적 왜곡과 판단주의를 탐색한다.
9. 환자가 영적 성장을 저해하는 특정한 문제 혹은 방해물을 인식하도록 돕는다.
10. 환자가 *Surprised by Joy* (Lewis), *Confessions of St. Augustine* (Augustine), *The Seven Storey Mountain* (Merton), 혹은 *Soul On Fire* (Cleaver)와 같은 개종적 경험을 다룬 책들을 읽도록 격려한다.
11. 매일 묵상 혹은 기도를 수행하도록 한다. 경험을 분석한다.
12. 환자 자신의 힘(power)에 대해 일기를 쓰도록 과제를 부여한다.
13. 영적 성장을 촉진시켜줄 기도 혹은 의식을 개발하도록 돕고, 수행을 격려한다.
14. 종교와 영성간의 차이점을 교육시킨다.
15. 전능한 힘은 후회하고, 용서를 구하는 사람에게 사랑과 자비로운 용서를 주는 것으로 특징지어진다는 것을 강조한다.
16. 실제 아버지와, 전능한 존재에 대한 믿음과 느낌을 구별하도록 환자를 돕는다.
17. 영적 성장과 완성을 가능하게 해주는 전능한 존재에 대한 느낌과 믿음들로부터 실제 아버지에 대한 그것들을 분리하도록 격려한다.
18. 환자가 과거에 종교인들에게서 경험했던 고통스런 감정에서 분리된 종교적 교리들을 평가하는 것을 돕는다.
19. AA의 2, 3단계와 관련되는 *Serenity* (Helmfelt and Fowler); *The Road Less Traveled* (Peak); *Search for serenity* (Presnall) 등을 읽도록 권유한다.
20. 전능한 존재와 타인들에 대한 무가치감을 가져올 수 있는 수치심

과 죄책감을 탐색한다.

21. 환자 자신의 발전을 안내해줄 영적 선도자를 발견하도록 돕는다.
22. 환자가 성경 공부, 공부 집단, 친목 집단 등과 같은 기회들을 파악할 수 있도록 해주고, 환자가 추구하기로 결정한 경험들을 분석한다.
23. De Colores 혹은 Course in Miracles와 같은 영적 묵상회에 참여하도록 제안하고, 그 경험이 환자에게 어떠했는지, 그리고 그 경험에서 무엇을 얻었는지에 대해 치료자에게 보고하도록 한다.
24. 환자 자신의 영성을 깊게 해줄 *Cloistered Walk* (Norris), *Hymns to an Unknown God* (Keen), *The Card of Soul* (Moore) 등을 읽도록 권유한다.

__. ____

____

__. ____

____

__. ____

____

진단적 제안들

축 I :	300.4	Dysthymic Disorder(기분부전장애)
	311	Depressive Disorder NOS (달리 분류되지 않는 우울장애)
	300.00	Anxiety Disorder NOS

	(달리 분류되지 않는 불안장애)
296.xx	Major Depressive Disorder(주요우울장애)
______	____
______	____

자살 사고

행동적 정의

1. 죽음에 대한 반복적 생각 혹은 집착.
2. 계획은 없는 자살 사고의 반복 혹은 지속.
3. 특별한 계획을 가진 자살 사고의 지속.
4. 최근의 자살 시도.
5. 전문적인 혹은 가족/친구의 개입이 요구되는 자살 시도의 병력(즉, 입원, 보호소, 외래, 혹은 감독).
6. 우울증 혹은 자살 생각에의 집착을 보인 가족병력.
7. 최근의 사건과 결부되는 인생에 대한 쓸쓸하고, 무망적인 태도(즉, 이혼, 친구나 가족의 죽음, 실직).
8. 죽음에 대한 표현과 결부되는 사회적 위축, 무기력, 무감동
9. 행동들은 환자가 "집을 정리하고 있음"을 나타내주고, 갈등상황의 진정한 해결이 이루어지지 않았음에도 불구하고, 우울함에서 즐거

움과 평화로움으로 갑작스런 변화를 보임.

—. ____________________

____

—. ____________________

____

—. ____________________

____

장기 목표

1. 자살 충동/생각을 완화시켜 주고, 이전의 최상의 기능으로 돌아오도록 한다.
2. 자살 위기를 안정화시킨다.
3. 자살 위기를 안전하게 알릴 수 있도록 적절한 수준의 관리를 제공한다.
4. 자신과 미래에 대한 희망을 회복하라.
5. 위험스런 생활양식을 멈추고, 자살 패턴에 내재된 감정적 갈등을 해결한다.

—. ____________________

____

—. ____________________

____

—. ____________________

단기 목표들

1. 자살에 대한 감정의 강도, 생각의 빈도, 계획의 세부 사항에 대해 진술한다.(1, 2, 3, 4)
2. 자해의 심각한 충동이 발생하는 경우 치료자 혹은 비상연락망에게 연락을 취하도록 하는 약속(자살-방지 계약의 일환으로서)을 언어화 한다.(5, 6, 7, 8)
3. 환자가 자살 계약의 모든 조항을 따르도록 한다.(5, 6, 7, 8)
4. 자살 위기에 대한 모든 전문적인 권고를 따르도록 한다.(5, 8, 9)
5. 집에서 소화기나 다른 치명적인 무기를 쉽게 접근할 수 없도록 제거함으로써 안전성을 높인다.
6. 지명된 사람 혹은 전문가에게 자살 충동을 보고하도록 한다.(2, 3, 6, 8, 10)
7. 자살 충동이 통제 불가능해지면 입원하는데 협력한다.(2, 5, 11)
8. 자살 사고에 선행되는 인생의 요소들을 인식한다.(12, 13, 19)
9. 중요한 타인들과의 의사소통을 증가시켜서, 이해, 공감, 그리고 소속감을 느끼도록 한다.(14, 15, 16)
10. 중요한 타인과의 갈등적 관계와 관련된 슬픔, 분노, 무망감을 인식한다.(14, 15, 16)
11. 중요한 타인들이 환자의 소외감과 무망감을 이해한다는 것을 언어화 한다.(14, 16)
12. 항우울제에 대한 평가를 위해 의사에게 의뢰되는 것에 협력한다.(17)

13. 처방된 약물을 복용하고, 모든 부작용을 보고하다.(2, 17, 18)
14. 자살 사고에 내재되어 있는 적절한 정서와 감정을 표현한다.(12, 13, 19)
15. 고독과 거부의 느낌을 가져온 실연, 혹은 사회적 친분관계의 상실에 의한 고통을 표출한다.(12, 13, 19, 20)
16. 대인관계 문제를 해결하기 위한 과거의 노력이 어떻게 실패해서 무망감을 낳았는지에 대해 인식한다.(19, 20, 21)
17. 일관된 식사와 수면 양상을 회복한다.(2, 18, 22)
18. 자살 사고의 빈도와 강도의 경감을 보고한다.(2, 4, 13, 23)
19. 자신에 대한 증가된 희망의 감정을 언어적으로 보고하고 제시한다.(2, 23, 24)
20. 자신의 인생을 저버리는 충동을 더 이상 보고하지 않는다.(2, 23, 24)
21. 환자 인생의 긍정적 측면, 관계, 성취를 인식한다.(24, 25)
22. 무망감과 무력감을 생성하는 부정적인 사고 양상을 인식한다.(26, 27)
23. 현실적이고, 희망적인 견해를 유지하기 위해 보다 긍정적인 인지적 해석 양상을 언어화 한다.(27, 28, 29)
24. 희생에 대한 슬픔을 표현하고, 파국적 운명에서 다른 사람을 대신하여 생존한 죄책감으로부터 사면 받을 수 있도록 해주는 참회 의식을 개발하여 시행한다.(30)
25. 영적 신앙에서부터 비롯되는 지지의 느낌을 언어화 한다.(31, 32)

__. ______________________________

____

__. ______________________________

____

__. ____

____

치료적 중재

1. 자살 사고를 평가한다. 정도, 일차적 · 보완적 계획, 과거 시도의 경력, 가족력을 참조한다.
2. 자살의 가능성을 평가하고 관찰한다.
3. 자살 사고를 가족과 중요한 타인들에게 알린다. 위기가 가라앉을 때까지 24시간 비상체제를 갖추도록 하다.
4. 환자에게 MMPI, BDI, MSSI를 실시하고, 우울감과 자살 위험의 정도를 평가한다.
5. 자살 충동이 강해졌다면 위험한 행동을 하기 전에 치료자 혹은 비상연락망에 연락을 취하는 약속을 환자에게서 받아낸다.
6. 환자에게 24시간 연락 가능한 비상연락망을 제공한다.
7. 자살 생각 혹은 충동을 경험할 때 환자가 어떤 일을 할 것이고, 어떤 일은 하지 않을 것인지를 파악하여 환자와 계약을 맺는다.
8. 인생을 위협하는 충동이 생기는 경우 연락 가능한 전화번호를 환자에게 제공해준다.
9. 소화기나 다른 치명적인 무기에 환자가 쉽게 접근하지 못하도록 하기 위해 중요한 타인들에게 치우도록 시킨다.
10. 환자가 자살 충동에 대해 개방적이고 정직한 태도를 갖도록 격려하고, 치료자와 중요한 타인들의 염려를 정기적으로 확신시킨다.
11. 환자가 자신에게 통제 불가능할 정도로 위험하다고 판단될 때 입

원을 준비한다.

12. 감정적 고통과 무망감의 원천을 탐색한다.
13. 자살 사고를 명료화하고, 그 원인에 대한 통찰을 증진시키기 위해 환자가 자살 사고와 관련된 감정을 표현하도록 격려한다.
14. 고통의 원인에 대한 이해를 평가하기 위해 중요한 타인들과 만난다.
15. 환자의 가족 관계와 관련된 절망감을 탐색한다.
16. 환자의 슬픔, 상처, 분노감의 의사소통을 촉진시키기 위해 가족치료회기를 갖는다.
17. 항우울제의 필요성을 평가하고, 필요하다면 처방을 준비한다.
18. 처방된 약물의 효과와 순응도를 관찰한다. 처방한 의사와 일반적인 처방에 대해 협의한다.
19. 환자의 자살 사고를 생기게 한 인생의 중요한 전조적인 요소들을 인식하도록 돕는다.
20. 친밀한 관계의 상실과 관련된 슬픔을 나누도록 환자를 격려한다.
21. 환자의 이전의 문제-해결 시도들을 조사하고, 가능한 새로운 대안들을 논의한다.
22. 정상적인 식사와 수면 양상을 따르도록 격려하고, 순응도를 관찰한다.
23. 환자가 자살 사고에 대한 대처 전략들을 개발하도록 돕는다.(예: 신체적 운동의 증진, 내적 초점화의 감소, 사회적 참여의 증진, 감정 표현의 증진)
24. 환자가 현재 환자 인생에 있어서 긍정적이고, 희망적인 점들을 발견하도록 돕는다.
25. 환자의 성공 경험과 환자 인생에 존재하는 애정과 염려의 원천을 조사한다. 환자에게 인생의 긍정적 측면의 목록을 작성하도록 권

유한다.

26. 환자가 무망감과 무력감을 강화하는 인지적 해석을 인식하도록 돕는다.
27. 환자가 고통에 직면했을 때 희망에 대한 보다 현실적 견해를 갖기 위해서, 환자의 인지적 처리 과정에서 재앙화적인 성향을 인식하고, 직면하도록 한다.
28. 인지적 재구조화 기법을 사용하여 환자가 핵심 신념을 변화시키도록 훈련한다.
29. 자기-파괴적 생각(무망감, 무력감, 무가치감, 재앙화, 미래에 대한 부정적인 예견에 관한 생각)을 날마다 기록하도록 하고, 각 생각의 정확성을 파악해보고, 그 후에 각 역기능적 사고들을 긍정적이고 자기-증진적인 사고로 전환시킨다.
30. 생존자라는 생각과 연관되는 자살 사고에 대한 참회 의식을 개발하고, 시행한다.
31. 환자의 영적 믿음 체계를 탐색하여, 수용과 평화의 원천이 되도록 한다.
32. 환자가 환자의 영적 지도자와 만나고, 지지를 받을 수 있도록 준비한다.

___. ____

____

___. ____

____

___. ____

____

진단적 제안들

축 I :	296.xx	Bipolar I Disorder(I형 양극성장애)
	300.4	Dysthymic Disorder(기분부전장애)
	296.2x	Major Depressive Disorder, Single Episode (주요우울장애, 단일삽화)
	296.3x	Major Depressive Disorder, Recurrent (주요우울장애, 반복성)
	296.89	Bipolar II Disorder(II형 양극성장애)
	______	______________________________
	______	______________________________
축 II :	301.83	Borderline Personality Disorder (경계선 인격장애)
	______	______________________________
	______	______________________________

A형 행동

행동적 정의

1. 항상 시간이 부족하기 때문에 성취를 위해 자신과 타인에게 압박을 가하는 양상.
2. 모든 활동에서 과도한 경쟁심.
3. 활동 혹은 경쟁자에 상관없이, 어떻게 해서든 승리해야 한다는 강한 강박행동.
4. 모든 사회적 혹은 사업적 상황을 지배하는 지나치게 지시적이고, 고압적인 성향.
5. 타인이 환자의 예의범절이나 규범에 맞지 않는 행동을 할 경우 화가 나는 경향.
6. 어떤 기다림, 지연, 중단에도 끊임없는 조바심을 내는 상태.
7. 앉아서 조용히 이완하거나, 숙고하는데 있어서의 어려움.
8. 근육 긴장, 얼굴 찌푸림, 노려봄, 틱과 같은 격렬함과 압박감의 심

리운동적인 얼굴 표정의 징후들.

9. 짜증난 강한 어투, 조롱, 빠르고 강한 말씨, 빈번한 외설적 언어 사용과 같은 심리운동적인 음성적 징후들.

—. ____

____

—. ____

____

—. ____

____

장기 목표

1. 보다 이완된 삶을 가능하게 하는 새로운 인생의 태도를 형성하고 시행한다.
2. 일상생활에서 직무/경쟁적, 그리고 사회적/비경쟁적 시간 사이의 균형을 맞춘다.
3. 압박을 가하는 저돌적인 행동들의 전반적인 감소를 습득한다.
4. 인생의 관례적인 부분으로 사회적, 여가적 활동들을 개발한다.
5. 시간적 급박함, 만연된 불안, 자기-파괴적 행동들을 경감시킨다.

—. ____

____

—. ____

____

—. ____

단기 목표들

1. 압박을 가하는 저돌적인 삶의 패턴을 기술한다.(1, 2)
2. 심리적 평가에 응한다.(3, 4)
3. 저돌적인 생활양식을 강화시킨 원가족의 역동을 인식한다.(5)
4. 저돌적인, 과잉성취적인 행동들을 지지하는 신념을 명확하게 인식한다.(5, 6, 7)
5. 긴장을 낮추고, 인생의 행보를 늦추기 위해 근육이완을 훈련한다.(8)
6. 직무시간과 집으로 가져가는 일을 줄인다.(6, 9)
7. 이완 활동과 관련된 시간을 증가시킨다.(9, 10, 11)
8. 성취, 완성, 성공을 과다하게 강조하는 동기를 제공하는 가치들을 인식한다.(12)
9. 자기-초점은 줄이고 보다 내적인 다른 관점들에 대해 가치의 우선순위를 두려고 하는 바램을 언어화 한다.(12, 13)
10. 과제를 빨리 완수하기 위해 압력을 가하는 것은 줄이고, 한 과제를 수행하는 양상을 개발한다.(14)
11. 직무 활동과 여가 활동에 사용하는 시간의 균형을 유지한다.(9, 10, 11, 15, 16)
12. 타인에 대한 적대감과 참을성 없음에 대한 인식을 언어화 한다.(17, 18, 19, 20)
13. 적대감의 원천을 인식한다.(18, 19, 20)
14. 바람직한 자기주장성과 예민하지 못한 직접적 언어 혹은 지배적

인 언어적 공격성간의 변별을 언어화 한다.(21, 22)

15. 어린 시절 이후 부모를 기쁘게 하기 위한 노력 중에서 실패했던 시도들의 패턴을 인식한다.(5, 23)
16. 대화에서 타인의 말을 적극적으로 경청하는 것을 증가시킨다.(22, 24)
17. 압박을 가하는 생활을 촉진시키는 왜곡된 자동적 사고를 인식한다.(25)
18. 더 느린 속도, 보다 큰 자기-수용, 그리고 보다 높은 타인에 대한 민감성을 촉진시키는 자기-진술을 언어화 한다.(22, 26)
19. 타인의 장점을 인식하고, 이해한다는 말을 전함으로써 타인에 대한 참을성이 높아졌음을 제시한다.(13, 27, 28)
20. 타인의 인생 경험에 대한 이야기를 경청하고, 친절한 행동을 보임으로써 입증되는 타인의 삶에 대한 관심을 증가시킨다.(29, 30, 31)
21. 타인과의 관계에서 이해, 동정, 친절, 용서를 보이는 것의 긍정적인 측면을 인식한다.(29, 30)
22. 신체적으로 그리고 언어적으로 보다 애정을 표현함으로써 사랑을 전달하는 능력이 증가되었음을 제시한다.(30, 32)
23. 성취와 심미적인 감상간의 균형을 반영하는 일상 활동을 발전시킨다.(16, 29, 31, 32)

__. ____
____

__. ____
____

__. ____

치료적 중재

1. 환자에게 압력을 가하는 생활양식의 예를 제시하도록 요구한다.
2. 환자가 자신을 타인이 보는 방식으로 보도록 돕는다.
3. 환자에게 성격 검사를 실시하거나, 의뢰한다.
4. 환자와 검사 결과를 조사하고, 분석한다.
5. 높은 성취와 강박적인 추진력의 역할 모델로서의 가족력을 조사하거나, 높은 성취를 요구하는 부모의 압력에 대해 조사한다.
6. *Positive Addiction* (Glasser)과 *Overdoing It* (Robinson)를 읽도록 환자에게 과제를 부여하고, 치료자와 논의할 핵심적 생각을 선택하도록 한다.
7. 자기-가치감과 타인-가치감에 대한 환자의 신념들에 대한 목록을 작성하도록 환자에게 권유한다. 이것을 치료자와 함께 분석한다.
8. 인생의 행로를 늦추기 위해 환자가 근육 이완법과 호흡법을 훈련하도록 한다.
9. 직무에 소비하는 환자의 시간 패턴(가정과 직장에서)을 조사하고, 상당한 시간의 감소를 추천한다.
10. 일주일 동안 매일 비경쟁적이고, 여가적인 활동에 참여하도록 환자에게 과제를 부여하고, 이 경험을 치료자와 함께 분석한다.
11. 한 달 동안 매주 두 번씩, 직무 이외의 한 가지 관심 영역에 참여하도록 환자에게 권유한다.
12. 환자의 가치 체계를 탐색, 명료화하고, 대인관계, 여가, 영적 성장, 반추적 시간, 타인에게 봉사하기 등의 활동의 중요성에 새로

운 우선순위를 두도록 돕는다.

13. 환자에게 자서전 혹은 전기를 읽도록 권유한다(성 아우구스틴, 토마스 멜톤, 앨버트 슈바이쳐, C. S. 루이스 등).
14. 급박하지 않게 한 활동에 초점을 두는 것을 격려하고 강화한다.
15. 환자에게 코미디 영화를 보는 과제를 부여하고, 이것의 긍정적인 측면에 대해 치료자와 함께 파악한다.
16. 보다 증진된 생활의 균형 감각을 반영하는 환자의 모든 변화에 대해 강화해준다.
17. 타인과의 참을성 없는 상호작용의 패턴을 탐색한다.
18. 환자가 타인에 대한 자신의 비판적인 신념에 대해 인식하도록 돕고, 일상생활의 행동 패턴에 연결시키도록 돕는다.
19. 환자의 적대감을 반영해주고, 이것의 원천을 인식하도록 돕는다.
20. 환자에게 에릭슨적 과제를 제공한다– 즉, 얼마동안의 시간에 __ Km를 정확하게 운전해 가서, 길가에 차를 세우고, __를 __분 동안 생각하고, 그 후에 되돌아와서, 치료자와 과제를 분석한다.
21. 공격성과 타인의 권리를 무시하는 것을 피하는 방식을 학습하기 위해 환자에게 자기주장성을 훈련시킨다.
22. 환자가 자기–중심적인 행동이나 말을 할 때 이에 직면시키고, 다시 구성하도록 하거나, 혹은 타인을 배려하는 감정이 결여되어 있음을 반영해준다. 역할–연기나, 역할 바꾸기 연습을 사용하여 타인의 감정에 대한 공감 능력을 향상시킨다.
23. 성취에 압력을 가했으나, 부모를 절대로 만족시키지 못했던 가족력을 탐색한다.
24. 타인의 이야기를 경청하는 것과 그 사람에 관한 핵심적인 사항을 파악하는 것에 초점을 두어 친구 혹은 자녀와 이야기를 나누도록 과제를 부여한다.

25. 성취에 압력을 가하도록 하는 왜곡된 자동적 사고를 인식하도록 돕는다.
26. 환자가 강박적인 행동을 강화하는 신념을 전환하도록 도울 수 있는 자기-진술을 훈련한다.
27. 환자와 가족에게 자기-인식을 증진시키는 경험적 주말 활동(예: high-low ropes course 혹은 협력적 과제들)에 참여하도록 과제를 부여하고, 이후에 치료자와 함께 경험을 분석한다.
28. 사막 캠핑, 카누 여행, 혹은 작업캠프, 혹은 적십자에 자원봉사자로 참여하는 것 등 집단 활동에 참여하도록 환자에게 과제를 부여한다.
29. 환자가 비영리적인 사회 기관, 학교 같은 곳에서 사람들과 직접적인 일(즉, 음식을 서빙하거나, 저소득층 아동들을 가르치는 것)을 하는 자원봉사자로 1년 동안 참여하도록 격려한다.
30. 환자가 매일 임의적이고, 자발적인 친절한 행동을 하도록 격려, 관찰하고, 긍정적인 결과를 탐색한다.
31. 환자에게 "가지 않았던 길"(*The Road Less Traveled:* Peak)을 읽는 과제를 부여하고, 핵심적 생각을 치료자와 함께 분석한다.
32. 환자가 타인에게 따뜻한 감사, 애정, 은혜를 표현하도록 격려한다.
33. 1내지 2주 동안 하루에 세 번씩 A형 행동들과 *Treating Type A Behaviors and Your Heart* 중에서 "격언의 목록(List of Aphorisms)"을 읽도록 과제를 준다. 그 후, 몇 가지를 선택하여 환자의 삶에 통합한다.
34. 순수하게 심미적인 기쁨을 주는 활동(예: 박물관 방문, 음악회 참석, 삼림 하이킹, 회화 수업에 참석하기)의 목록을 작성하도록 하고 이러한 것들을 환자의 삶에 통합한다.

___. ____

____

___. ____

____

___. ____

____

진단적 제안들

축 I :	300.3	Obsessive-Compulsive Disorder(강박장애)
	300.02	Generalized Anxiety Disorder (전반적 불안장애)
	296.89	Bipolar II Disorder, Hypomanic (II형 양극성장애, 경조증)
	312.8	Conduct Disorder(행동장애)
	______	______________________________
	______	______________________________
축 II :	301.83	Obsessive-Compulsive Personality Disorder (강박성인격장애)
	______	______________________________
	______	______________________________

직업적 스트레스

행동적 정의

1. 직장 동료와의 대인관계 갈등(지각된 괴롭힘, 회피, 대치 등)에 대한 이차적인 불안감과 우울감.
2. 심한 사업적 손실에 대한 이차적인 부적절감, 두려움, 실패감.
3. 보다 큰 성공에 대한 기대를 증가시키는 성공 혹은 승진에 대한 이차적인 실패의 두려움.
4. 직장에서 권위적인 대상과의 갈등에 반항.
5. 해고, 혹은 휴직에 대한 이차적인 불안감과 우울감, 이는 실직으로 연결됨.
6. 지각된 혹은 실제적인 직무 위험과 관련된 불안.
7. 직무 불만족 혹은 업무상 책임에 대한 스트레스와 관련된 우울감과 불안감.

—. ____

____

—. ____

____

—. ____

____

장기 목표

1. 동료와의 관계와 연관되는 만족과 편안함을 향상시킨다.
2. 직무상 책임들을 다루는데 있어서 자신감과 유능함을 증가시킨다.
3. 직무 환경에 있어서 감독 혹은 지시를 수용하고, 협조적인 태도를 취한다.
4. 실직 당했더라도 자존감을 증진시키고, 기분을 고양시킨다.
5. 상사에 의한 보다 긍정적인 평가의 결과로서 직무 안전성을 증가시킨다.
6. 구직 활동에 계속적으로, 그리고 긍정적인 태도로 참여하도록 한다.
7. 자기주장성과 스트레스 관리 전략을 사용하여 직무 만족과 수행을 증가시킨다.

—. ____

____

—. ____

____

—. ______________________________________

____

단기 목표들

1. 동료 혹은 상사와의 갈등의 본질을 기술한다.(1, 2)
2. 동료 혹은 상사와의 갈등에 있어서 자신의 역할을 인식한다.(1, 2, 11)
3. 직장에서 갈등을 일으킬 수 있는 개인적 문제를 인식한다.(3, 4)
4. 갈등, 감정, 혹은 행동의 책임을 투사하는 것을 대신해서 자신의 행동, 감정, 갈등에 있어서 자신의 역할에 대한 책임감을 수용하도록 한다.(4, 5, 6)
5. 동료 혹은 상사와의 갈등을 해결하도록 돕는 동료와 상사의 상호작용을 창출할 수 있는 행동적 변화들을 인식한다.(4, 5, 6, 7)
6. 동료와 상사 사이의 조화를 촉진시킬 대인관계 행동들을 연습한다.(1, 7, 8)
7. 공격성 혹은 방어 없이 욕구와 감정들을 효과적으로 의사소통하도록 해주는 자기주장적 행동들을 시행한다.(9)
8. 직무 스트레스를 경감시킬 수 있는 건설적인 행동의 계획을 개발하고, 언어화한다.(7, 10)
9. 직무 환경 이외 사람들과의 유사한 갈등의 패턴을 인식한다.(4, 11, 12)
10. 직무 환경에서 재현되는 대인관계 갈등의 근원을 결정하기 위해 가족력을 조사한다.(12)
11. 부적절감, 실패의 두려움, 혹은 성공의 두려움의 근원을 발견하기

위해 가족력을 조사한다.(13)

12. 직무 스트레스와 연합된 두려움, 분노, 무력감을 언어화한다.(14, 15)
13. 직무 스트레스의 지각과 연합된 왜곡된 인지적 메시지들을 인식한다.(15, 16)
14. 타인과의 조화, 자기-수용, 그리고 자기-확신감을 증진시키는 보다 건강하고, 현실적인 인지적 메시지들을 개발한다.(17, 18)
15. 해고로 이어지는 상황에 대한 이해를 언어화한다.(1, 19)
16. 직업에 대한 지각된 실패감에 기초가 되는 자기-비난적 설명을 중단한다.(13, 17, 20, 21)
17. 자신에 대한 감정과 중요한 타인과의 관계에 미치는 직무 스트레스의 영향을 논의한다.(21, 22)
18. 자기 자신을 유능하고, 호감이 가고, 가치가 있는 존재로 확인해 줄 인생의 모든 영역에서의 성공에 대해 조사한다.(20, 23, 24)
19. 구직 계획의 개요를 작성한다.(25, 26, 27)
20. 구직 경험과 이러한 경험과 연관된 감정들을 보고한다.(28)

___. ____

____

___. ____

____

___. ____

____

치료적 중재

1. 직장에서의 갈등의 본질을 명료화 한다.
2. 환자가 갈등에서의 자신의 역할을 인식하고, 반대편의 관점을 표현하는 것을 시도하도록 돕는다.
3. 직무 갈등에 있어서 물질 남용이 역할을 했을 가능성을 탐색한다.
4. 다른 대인관계 갈등을 직무 상황에 전가하지는 않는지 탐색한다.
5. 환자 자신의 행동과 감정을 타인에게 투사하는 것에 직면시킨다.
6. 개인적 감정과 행동에 대한 책임감을 수용하는 것을 강화시킨다.
7. 동료 혹은 상사와의 갈등에 대한 다양한 대안을 포함하는 건설적인 행동의 계획(지시에 공손하게 순응, 웃으면서 인사하기, 타인의 업무를 칭찬하기, 비판적인 판단 피하기 등)을 작성하도록 과제를 부여한다.
8. 직장 혹은 구직 시에 긍정적인 관계의 가능성을 증진시키고, 불안을 감소시키기 위하여 역할-연기, 행동적 시연, 역할 바꾸기를 사용한다.
9. 자기주장 기술을 훈련시키거나, 자기주장 훈련 집단에 의뢰한다.
10. 직무 문제들과 관련된 환자의 선행적 계획을 분석한다.
11. 직장 이외 환경에서 발생하는 대인관계 갈등의 가능한 양상을 분석한다.
12. 현재의 대인관계 갈등 양상의 원인이 되는 가족력을 조사한다.
13. 부적절감, 실패감, 혹은 성공에 대한 두려움의 근원이 되는 아동기 병력을 조사한다.
14. 직무 스트레스와 연관된 감정들을 조사하고 명료화 한다.
15. 직무 스트레스와 연결된 왜곡된 인지적 메시지와 도식을 평가한다.

16. 지속적인 불안을 가져오는 상황에 대한 재앙화를 직면시킨다.
17. 불안과 우울을 경감시키는 보다 현실적이고, 건강한 인지적 메시지를 개발하도록 훈련시킨다.
18. 자기-파괴적 생각(무망감, 무가치감, 거부, 재앙화, 미래에 대한 부정적인 예견 등의 생각)을 매일 기록하도록 하고, 각 생각의 정확성을 파악해보고, 그 후에 각 역기능적 사고들을 긍정적이고 자기-증진적인 사고로 전환시킨다.
19. 환자의 통제 범위를 벗어나는 실직의 이유를 조사한다.
20. 구직의 성공과 실패에 대한 현실적인 자기-평가를 강화시킨다.
21. 직무 스트레스가 친구와 가족 관계의 역동에 미치는 영향을 탐색한다.
22. 직업적 상황과 관련된 가족 성원의 감정을 표현하고 명료화할 수 있는 가족 치료 회기를 촉진시킨다.
23. 환자가 자신의 긍정적인 성향과 재능, 성공적인 성취, 그리고 환자를 걱정하고, 존경하며, 가치 있는 존재로 여기는 사람들의 목록을 별도로 작성하도록 과제를 부여한다. 참된 감사와 자기-가치감의 근거로써 이 목록들을 분석한다.
24. 개인의 궁극적인 가치는 물질적 혹은 직업적 성공으로 측정될 수 없고, 다만 전능한 존재와 타인들에 대한 헌신과 봉사로 측정할 수 있다는 사실을 가르친다.
25. 환자가 구직에 대한 구체적인 성취 가능한 목표를 포함하는 서면으로 된 구직 계획을 작성하도록 돕는다.
26. 환자에게 구직 광고 중에서 직무를 선택하고, 친구 혹은 가족에게 구직 기회에 대해 의논하는 과제를 부여한다.
27. 환자에게 구직 학원 혹은 구직박람회에 참석하는 과제를 부여한다.

28. 환자의 구직 과정을 관찰하고, 격려하고, 분석한다.

__. ______________________________

____

__. ______________________________

____

__. ______________________________

____

진단적 제안들

축 I :	309.0	Adjustment Disorder with Depressed Mood (우울증을 동반한 적응장애)
	300.4	Dysthymic Disorder(기분부전장애)
	296.xx	Major Depressive Disorder(주요우울장애)
	V62.2	Occupational Problem(직업적문제)
	309.24	Adjustment Disorder with Anxiety (불안을 동반한 적응장애)
	303.90	Alcohol Dependence(알코올의존)
	304.20	Cocaine Dependence(코카인의존)
	304.80	Polysubstance Dependence(여러물질의존)
	____	______________________
	____	______________________
축 II :	301.0	Paranoid Personality Disorder

	(편집형 성격장애)
301.81	Narcissistic Personality Disorder (자기도취형 성격장애)
301.7	Antisocial Personality Disorder (반사회성 성격장애)
301.9	Personality Disorder NOS (달리 분류되지 않는 성격장애)
______	______________________________
______	______________________________

부록 A
제안된 독서치료 목록

Anger Management

Ellis, A. (1977). *Anger: How to Live With and Without It.* Secaucus, NJ: Citadel Press.
Lerner, H. (1985). *The Dance of Anger: A Woman's Guide to Changing the Patterns of Intimate Relationships.* New York: Harper Perennial.
McKay, M., Rogers, P., and McKay, J. (1989). *When Anger Hurts.* Oakland, CA: New Harbinger.
Rosellini, G., and Worden, M. (1986). *Of Course You're Angry.* San Francisco: Harper Hazelden.
Rubin, T. I. (1969). *The Angry Book.* New York: Macmillan.
Smedes, L. (1991). *Forgive and Forget: Healing the Hurts We Don't Deserve.* San Francisco: Harper.
Tavris, C. (1989). *Anger: The Misunderstood Emotion.* New York: Touchstone Books.
Weisinger, H. (1985). *Dr. Weisinger's Anger Work Out Book.* New York: Quill.

Antisocial Behavior

Carnes, Patrick (1983). *Out of the Shadows: Understanding Sexual Addictions.* Minneapolis, MN: CompCare.

Katherine, A. (1991). *Boundaries: Where You End and I Begin.* New York: Simon & Schuster.
Pittman, F. (1998). *Grow Up!* New York: Golden Books.
Williams, R., and Williams, V. (1993). *Anger Kills.* New York: Time Books.

Anxiety

Benson, H. (1975). *The Relaxation Response.* New York: William Morrow.
Burns, D. (1993). *Ten Days to Self-Esteem!* New York: William Morrow.
Davis, M., Eshelman, E., and McKay, M. (1988). *The Relaxation and Stress Reduction Workbook.* Oakland, CA: New Harbinger.
Hauck, P. (1975). *Overcoming Worry and Fear.* Philadelphia, PA: Westminster Press.
Jeffers, S. (1987). *Feel the Fear and Do It Anyway.* San Diego, CA: Harcourt Brace Jovanovich.
Marks, I. (1980). *Living with Fear: Understanding and Coping with Anxiety.* New York: McGraw-Hill.

Attention-Deficit Disorder (ADD)—Adult

Hallowell, E., and Ratey, J. (1994). *Driven to Distraction.* New York: Simon & Schuster.
Kelly, K., and Ramundo, P. (1994). *You Mean I'm Not Lazy, Stupid or Crazy.* Cincinnati, OH: Tyrell & Jerem Press.
Nadeau, K. (1996). *Adventures in Fast Forward.* New York: Brunner/Mazel.
Quinn, D., and Stern, J. (1991). *Putting on the Brakes.* New York: Magination Press.
Weis, Lynn. (1994). *The Attention Deficit Disorder In Adults Workbook.* Dallas, TX: Taylor Publishing.
Wender, P. (1987). *The Hyperactive Child, Adolescent and Adult.* New York: Oxford.

Borderline Personality

Cudney, M., and Handy, R. 1993. *Self-Defeating Behaviors.* San Francisco: HarperCollins.
Katherine, A. (1991). *Boundaries: Where You End and I Begin.* New York: Simon & Schuster.
Peurito, R. (1997). *Overcoming Anxiety.* New York: Henry Holt.

Chemical Dependence

Alcoholics Anonymous (1975). *Living Sober.* New York: A. A. World Service.
Alcoholics Anonymous (1976). *Alcoholics Anonymous: The Big Book.* New York: A. A. World Service.
Carnes, P. (1989). *A Gentle Path Through the Twelve Steps.* Minneapolis, MN: CompCare.
Drews, T. R. (1980). *Getting Them Sober: A Guide for Those Living with Alcoholism.* South Plainfield, NJ: Bridge Publishing.
Gorski, T., and Miller, M. (1986). *Staying Sober: A Guide to Relapse Prevention.* Independence, MO: Herald House Press.
Gorski, T. (1989–92). *The Staying Sober Workbook.* Independence, MO: Herald House Press.
Johnson, V. (1980). *I'll Quit Tomorrow.* New York: Harper & Row.
Kasl-Davis, C. (1992). *Many Roads, One Journey.* New York: HarperCollins.
Nuckals, C. (1989). *Cocaine: From Dependence to Recovery.* Blue Ridge Summit, PA: TAB Books.
Wilson, B. (1967). *As Bill Sees It.* New York: A. A. World Service.

Chemical Dependence—Relapse

Alcoholics Anonymous (1975). *Living Sober.* New York: A. A. World Service.
Alcoholics Anonymous (1976). *Alcoholics Anonymous: The Big Book.* New York: A. A. World Service.
Burns, D. (1993). *Ten Days to Self-Esteem!* New York: William Morrow.
Carnes, P. (1989). *A Gentle Path Through the Twelve Steps.* Minneapolis, MN: CompCare Publishing.
Doe, J. (1955). *The Golden Book of Resentments.* Indianapolis, IN: SMT Guild Inc.
Drews, T. R. (1980). *Getting Them Sober: A Guide for Those Living with Alcoholism.* South Plainfield, NJ: Bridge Publishing.
Gorski, T., and Miller, M. (1986). *Staying Sober: A Guide to Relapse Prevention.* Independence, MO: Herald House Press.
Gorski, T. (1989–92). *The Staying Sober Workbook.* Independence, MO: Herald House Press.
Johnson, V. (1980). *I'll Quit Tomorrow.* New York: Harper & Row.
Kasl-Davis, C. (1992). *Many Roads, One Journey.* New York: HarperCollins.
Larson, E. (1985). *Stage II Recovery: Life Beyond Addiction.* San Francisco, CA: Harper & Row.
Nuckals, C. (1989). *Cocaine: From Dependency to Recovery.* Blue Ridge Summit, PA: TAB Books.
Wilson, B. (1967). *As Bill Sees It.* New York: A. A. World Service.

Childhood Traumas

Black, C. (1980). *It Will Never Happen to Me.* Denver: MAC Publishing.
Bradshaw, J. (1990). *Homecoming.* New York: Bantam Books.
Gil, E. (1984). *Outgrowing the Pain: A Book for and About Adults Abused as Children.* New York: Dell Publishing.
Kushner, H. (1981). *When Bad Things Happen to Good People.* New York: Schocken Books.
Pittman, F. (1998). *Grow Up!* New York: Golden Books.
Powell, J. (1969). *Why I'm Afraid to Tell You Who I Am.* Allen, TX: Argus Communications.
Smedes, L. (1991). *Forgive and Forget: Healing the Hurts We Don't Deserve.* San Francisco: Harper.
Whitfield, C. (1987). *Healing the Child Within.* Deerfield Beach, FL: Health Communications, Inc.
Whitfield, C. (1990). *A Gift To Myself.* Deerfield Beach, FL: Health Communications, Inc.

Chronic Pain

Benson, H. (1975). *The Relaxation Response.* New York: William Morrow.
Benson, H. (1979). *The Mind/Body Effect.* New York: Simon & Schuster.
Burns, D. (1989). *The Feeling Good Handbook.* New York: Plume.
Burns, D. (1993). *Ten Days to Self Esteem!* New York: William Morrow.
Caudill, M. (1995). *Managing Pain before It Manages You.* New York: Guilford.
Duckro, P., Richardson, W., and Marshall, J. (1995). *Taking Control of Your Headaches.* New York: Guilford.
Fields, H. (1987). *Pain.* New York: McGraw Hill.
Hunter, M. (1996). *Making Peace with Chronic Pain.* New York: Brunner/Mazel.
LeShan, L. (1984). *How to Meditate.* New York: Bantam Books.
Morris, D. (1991). *The Culture of Pain.* Berkely: University of California Press.
Siegel, B. (1989). *Peace, Love & Healing.* New York: Harper & Row.

Cognitive Deficits

Ellis, A., and Harper, R. (1974). *A New Guide to Rational Living.* Hollywood, CA: Wilshire Books.

Dependency

Alberti, R., and Emmons, M. (1990). *Your Perfect Right.* San Luis Obispo, CA: Impact.
Beattie, M. (1987). *Codependent No More: How to Stop Controlling Others & Start Caring for Yourself.* San Francisco: Harper.
Drews. T. R. (1980). *Getting Them Sober: A Guide for Those Living with Alcoholism.* South Plainfield, NJ: Bridge Publishing.
Evans, P. (1992). *The Verbally Abusive Relationship.* Holbrook, MA: Bob Adams, Inc.
Helmfelt, R., Minirth, F., and Meier, P. (1985). *Love Is a Choice.* Nashville, TN: Nelson.
Katherine, A. (1991). *Boundaries: Where You End and I Begin.* New York: Simon & Schuster.
Norwood, R. (1985). *Women Who Love Too Much.* Los Angeles: Tarcher.
Pittman, F. (1998). *Grow Up!* New York: Golden Books.
Smith, M. (1985). *When I Say No, I Feel Guilty.* New York: Bantam Books.
Walker, L. (1979). *The Battered Woman.* New York: Harper & Row.
Whitfield, C. (1990). *A Gift to Myself: A Personal Guide to Healing My Child Within.* Deerfield Beach, FL: Health Communications, Inc.
Whitfield, C. (1993). *Boundaries and Relationships: Knowing, Protecting and Enjoying the Self.* Deerfield Beach, FL: Health Communications, Inc.

Depression

Burns, D. (1980). *Feeling Good: The New Mood Therapy.* New York: Signet.
Burns, D. (1989). *The Feeling Good Handbook.* New York: Plume.
Butler, P. (1991). *Talking to Yourself: Learning the Language of Self-Affirmation.* New York: Stein and Day.
Dyer, W. (1974). *Your Erroneous Zones.* New York: Funk & Wagnalls.
Frankl, V. (1959). *Man's Search for Meaning.* New York: Simon & Schuster.
Geisel, T. (1990). *Oh, The Places You'll Go.* New York: Random House.
Hallinan, P. K. (1976). *One Day at a Time.* Minneapolis, MN: CompCare.
Hazelden Staff (1991). *Each Day a New Beginning.* Center City, MN: Hazelden.
Helmstetter, S. (1986). *What to Say When You Talk to Yourself.* New York: Fine Communications.
Knauth, P. (1977). *A Season in Hell.* New York: Pocket Books.
Leith, L. (1998). *Exercising Your Way to Better Mental Health.* Morgantown, WV: Fitness Information Technology.
Styron, W. (1990). *Darkness Visible.* New York: Random House.
Zonnebelt-Smeenge, S., and DeVries, R. (1998). *Getting to the Other Side of Grief: Overcoming the Loss of a Spouse.* Grand Rapids, MI: Baker.

Dissociation

Grateful Members of Emotional Health Anonymous (1982). *The Twelve Steps for Everyone . . . Who Really Wants Them.* Minneapolis, MN: CompCare.

Eating Disorder

Fairburn, C. (1995). *Overcoming Binge Eating.* New York: Guilford.
Hirschmann, J., and Munter, C. (1988). *Overcoming Overeating.* New York: Ballantine Books.
Hollis, J. (1985). *Fat Is a Family Affair.* New York: Harper & Row.
Rodin, J. (1993). *Body Traps.* New York: William Morrow.
Sacker, I., and Zimmer, M. (1987). *Dying to Be Thin.* New York: Warner Books.
Siegel, M., Brisman, J., and Weinshel, M. (1997). *Surviving an Eating Disorder.* San Francisco: HarperCollins.

Educational Deficits

de Boro, E. (1982). *de Boro's Thinking Course.* New York: Facts of Life Publishing.
Sandstrom, R. (1990). *The Ultimate Memory Book.* Granada, CA: Stepping Stones Books.

Family Conflict

Black, C. (1980). *It Will Never Happen to Me.* Denver: MAC Publishing.
Bloomfield, H., and Felder, L. (1983). *Making Peace with Your Parents.* New York: Random House.
Bradshaw, J. (1988). *On the Family.* Deerfield Beach, FL: Health Communications, Inc.
Cline, F., and Fay, J. (1990). *Parenting with Love and Logic.* Colorado Springs, CO: Pinon Press.
Faber, A., and Mazlish, E. (1987). *Siblings Without Rivalry.* New York: Norton.
Fassler, D., Lash, M., and Ivers, S. (1988). *Changing Families.* Burlington, VT: Waterfront Books.
Ginott, H. (1969). *Between Parent and Child.* New York: Macmillan.
Ginott, H. (1969). *Between Parent and Teenager.* New York: Macmillan.
Glenn, S., and Nelsen, J. (1989). *Raising Self-Reliant Children in a Self-Indulgent World.* Rocklin, CA: Prima.
Phelan, T. (1995). *1-2-3 Magic.* Glen Ellyn, IL: Child Management, Inc.
Steinberg, L., and Levine, A. (1990). *You and Your Adolescent: A Parents' Guide for Ages 10–20.* New York: Harper Perennial.

Female Sexual Dysfunction

Barbach, L. (1982). *For Each Other: Sharing Sexual Intimacy.* New York: Doubleday.
Comfort, A. (1991). *The New Joy of Sex.* New York: Crown.
Heiman, J., and LoPiccolo, J. (1988). *Becoming Orgasmic: A Sexual Growth Program for Women.* New York: Prentice-Hall.
Kaplan, H. S. (1975). *The Illustrated Manual of Sex Therapy.* New York: Quadrangle, New York Times Book Co.
McCarthy, B., and McCarthy, E. (1984). *Sexual Awareness.* New York: Carroll & Graf.
Penner, C., and Penner C. (1981). *The Gift of Sex.* Waco, TX: Word.
Valins, L. (1992). *When a Woman's Body Says No to Sex: Understanding and Overcoming Vaginismus.* New York: Penguin.
Zilbergeld, B. (1992). *The New Male Sexuality.* New York: Bantam.

Financial Stress

Abentrod, S. (1996). *10 Minute Guide to Beating Debt.* New York: Macmillan.
Burkett, L. (1989). *Debt Free Living.* Chicago: Moody Press.
Loungo, T. (1997). *10 Minute Guide to Household Budgeting.* New York: Macmillan.
Ramsey, D. (1997). *Financial Peace.* New York: Penguin Books.

Grief/Loss Unresolved

Colgrove, M., Bloomfield, H., and McWilliams, P. (1991). *How to Survive the Loss of a Love.* Los Angeles: Prelude Press.
Kushner, H. (1981). *When Bad Things Happen to Good People.* New York: Schocken Books.
Lewis, C. S. (1961). *A Grief Observed.* New York: Seabury Press.
Rando, T. (1991). *How to Go on Living When Someone You Love Dies.* New York: Bantam.
Schiff, N. (1977). *The Bereaved Parent.* New York: Crown.
Smedes, L. (1982). *How Can It Be All Right When Everything Is All Wrong.* San Francisco: Harper.
Smedes, L. (1991). *Forgive and Forget: Healing the Hurts We Don't Deserve.* San Francisco: Harper.
Westberg, G. (1962). *Good Grief.* Philadelphia: Augsburg Fortress Press.
Wolterstorff, N. (1987). *Lament for a Son.* Grand Rapids, MI: Eerdmans.
Zonnebelt-Smeenge, S., and DeVries, R. (1998). *Getting to the Other Side of Grief: Overcoming the Loss of a Spouse.* Grand Rapids, MI: Baker.

Impulse Control Disorder

Helmstetter, S. (1986). *What to Say When You Talk to Yourself.* New York: Fine Communications.
Kelly, K., and Ramundo, P. (1994). *You Mean I'm Not Lazy, Stupid or Crazy: A Self-Help Book for Adults with Attention Deficit Disorder.* Cincinnati, OH: Tyrell & Jerem Press.
Wender, P. (1987). *The Hyperactive Child, Adolescent and Adult.* New York: Oxford.

Intimate Relationship Conflicts

Abrahms-Spring, J. (1996). *After the Affair.* New York: Harper Collins.
Bach, G., and Wyden, P. (1976). *The Intimate Enemy: How to Fight Fair in Love and Marriage.* New York: Avon Books.
Colgrove, M., Bloomfield, H., and McWilliams, P. (1991). *How to Survive the Loss of a Love.* Los Angeles: Prelude Press.
Fisher, B. (1981). *ReBuilding: When Your Relationship Ends.* San Luis Obispo, CA: Impact.
Fromm, E. (1956). *The Art of Loving.* New York: Harper & Row.
Gorski, T. (1993). *Getting Love Right: Learning the Choices of Healthy Intimacy.* New York: Simon & Schuster.
Gray, J. (1993). *Men and Women and Relationships: Making Peace with the Opposite Sex.* Hillsboro, OR: Beyond Words.
Gray, J. (1992). *Men Are From Mars, Women Are From Venus.* New York: HarperCollins.
Harley, W. (1994). *His Needs, Her Needs: Building an Affair-Proof Marriage.* Grand Rapids, MI: Revell.
Hendrix, H. (1988). *Getting the Love You Want.* New York: Henry Holt.
Lerner, H. (1989). *The Dance of Intimacy: A Woman's Guide to Courageous Acts of Change in Key Relationships.* New York: Harper Perennial.
Lindbergh, A. (1955). *A Gift from the Sea.* New York: Pantheon.
Markman, H., Stanley S., and Blumberg, S. (1994). *Fighting for Your Marriage.* San Francisco: Jossey-Bass.
Schnarch, D. (1997). *Passionate Marriage.* New York: Norton.

Legal Conflicts

Carnes, P. (1983). *Out of the Shadows: Understanding Sexual Addictions.* Minneapolis, MN: CompCare.
Williams, R., and Williams, V. (1993). *Anger Kills.* New York: Time Books.

Low Self-Esteem

Branden, N. (1994). *The Six Pillars of Self-Esteem.* New York: Bantam Books.
Burns, D. (1993). *Ten Days to Self Esteem!* New York: William Morrow.
Helmstetter, S. (1986). *What to Say When You Talk to Yourself.* New York: Fine Communications.
McKay, M., and Fanning, P. (1987). *Self-Esteem.* Oakland, CA: New Harbinger.
Shapiro, L. (1993). *Building Blocks of Self Esteem.* King of Prussia, PA: Center for Applied Psychology.
Zimbardo, P. (1987). *Shyness: What It Is and What to Do About It.* Reading, MA: Addison-Wesley.

Male Sexual Dysfunction

Comfort, A. (1991). *The New Joy of Sex.* New York: Crown.
Kaplan, H. S. (1975). *The Illustrated Manual of Sex Therapy.* New York: Quadrangle, New York Times Book Co.
McCarthy, B., and McCarthy, E. (1984). *Sexual Awareness.* New York: Carroll & Graf.
Penner, C., and Penner, C. (1981). *The Gift of Sex.* Waco, TX: Word.
Zilbergeld, B. (1992). *The New Male Sexuality.* New York: Bantam.

Mania or Hypomania

Grateful Members of Emotional Health Anonymous (1987). *The Twelve Steps for Everyone . . . Who Really Wants Them.* Minneapolis, MN: CompCare.

Medical Issues

Friedman, M., and Ulmer, P. (1984). *Treating Type A Behavior and Your Heart.* New York: Alfred Knopf.

Obsessive-Compulsive Disorder (OCD)

Burns, D. (1993). *Ten Days to Self-Esteem!* New York: William Morrow.
Foa, E., and Wilson, R. (1991). *S.T.O.P. Obsessing: How to Overcome Your Obsessions and Compulsions.* New York: Bantam Books.
Levenkron, S. (1991). *Obsessive-Compulsive Disorders.* New York: Warner Books.

Paranoid Ideation

Burns, D. (1989). *The Feeling Good Handbook.* New York: Plume.
Cudney, M., and Hard, R. (1991). *Self-Defeating Behaviors.* San Francisco: HarperCollins.
Ross, J. (1994). *Triumph over Fear.* New York: Bantam Books.

Phobia-Panic/Agoraphobia

Gold, M. (1988). *The Good News About Panic, Anxiety, and Phobias.* New York: Villard/Random House.
Marks, I. (1980). *Living with Fear: Understanding and Coping with Anxiety.* New York: McGraw-Hill.
Swede, S., and Jaffe, S. (1987). *The Panic Attack Recovery Book.* New York: New American Library.
Wilson, R. (1986). *Don't Panic: Taking Control of Anxiety Attacks.* New York: Harper & Row.

Posttraumatic Stress Disorder (PTSD)

Frankel, V. (1959). *Man's Search for Meaning.* Boston: Beacon Press.
Jeffers, S. (1987). *Feel the Fear and Do It Anyway.* New York: Random House.
Leith, L. (1998). *Exercising Your Way to Better Mental Health.* Morgantown, WV: Fitness Information Technology.
Matsakis, A. (1992). *I Can't Get Over It: A Handbook for Trauma Survivors.* Oakland, CA: New Harbinger.
Simon, S., and Simon, S. (1990). *Forgiving: How to Make Peace with Your Past and Get On with Your Life.* New York: Warner Books.

Psychoticism

Torrey, M. D., and Fuller, E. (1988). *Surviving Schizophrenia: A Family Manual.* New York: Harper & Row.

Sexual Abuse

Bass, E., and Davis, L. (1988). *The Courage to Heal: A Guide for Women Survivors of Child Sexual Abuse.* San Francisco: HarperCollins.
Bradshaw, J. (1988). *Healing the Shame That Binds You.* Deerfield Beach, FL:

Health Communications, Inc.
Burns, D. (1993). *Ten Days to Self Esteem!* New York: William Morrow.
Davis, L. (1990). *The Courage to Heal Workbook: For Men & Women Survivors of Child Sexual Abuse.* San Francisco: HarperCollins.
Forward, S., and Buck, C. (1978). *Betrayal of Innocence: Incest and Its Devastation.* New York: Penguin Books.
Fossum, M. A., and Mason, M. J. (1986). *Facing Shame: Families in Recovery.* New York: Norton.
Gil, E. (1984). *Outgrowing the Pain: A Book for and About Adults Abused as Children.* New York: Dell Publishing.
Kaufman, G. (1992). *Shame: The Power of Caring.* Rochester, VT: Schenkman Books.
Simon, S., and Simon, S. (1990). *Forgiving: How to Make Peace with Your Past and Get On with Your Life.* New York: Warner Books.
Smedes, L. (1991). *Forgive and Forget: Healing the Hurts We Don't Deserve.* San Francisco: Harper.

Sleep Disturbance

Dotto, L. (1990). *Losing Sleep: How Your Sleeping Habits Affect Your Life.* New York: William Morrow.
Hewish, J. (1985). *Relaxation.* Chicago: NTC Publishing Group.
Leith, L. (1998). *Exercising Your Way to Better Mental Health.* Morgantown, WV: Fitness Information Technology.

Social Discomfort

Bradshaw, J. (1988). *Healing the Shame That Binds You.* Deerfield Beach, FL: Health Communications, Inc.
Burns, D. (1985). *Intimate Connections: The New Clinically Tested Program for Overcoming Loneliness.* New York: William Morrow.
Burns, D. (1993). *Ten Days to Self Esteem!* New York: William Morrow.
Dyer, W. (1978). *Pulling Your Own Strings.* New York: T. Crowell.
Fossum, M. A., and Mason, M. J. (1986). *Facing Shame: Families in Recovery.* New York: Norton.
Harris, A., and Harris, T. (1969). *I'm OK You're OK.* New York: Harper & Row.
James, M., and Jongeward, D. (1971). *Born to Win.* Reading, MA: Addison-Wesley.
Nouwen, H. (1975). *Reaching Out.* New York: Doubleday.
Zimbardo, P. (1987). *Shyness: What It Is and What to Do About It.* Reading, MA: Addison-Wesley.

Somatization

Benson, H. (1980). *The Mind-Body Effect.* New York: Simon & Schuster.
Grateful Members of Emotional Health Anonymous (1987). *The Twelve Steps for Everyone . . . Who Really Wants Them.* Minneapolis, MN: CompCare.

Spiritual Confusion

Armstrong, K. (1993). *A History of God.* New York: Alfred Knopf.
Augustine, St. (1949). *The Confessions of St. Augustine.* New York: Random House.
Cleaver, E. (1992). *The Soul on Fire.* Grand Rapids, MI: Zondervan.
Foster, Richard. (1978). *Celebration of Discipline.* New York: Harper & Row.
Helmfelt, R., and Fowler, R. (1990). *Serenity: A Companion for 12 Step Recovery.* Nashville, TN: Nelson.
Keen, S. (1994). *Hymns to an Unknown God.* New York: Bantam Books.
Lewis, C. S. (1955). *Surprised by Joy.* New York: Harcourt Brace.
Merton, T. (1948). *The Seven Storey Mountain.* New York: Harcourt Brace.
Miles, J. (1995). *God: A Biography.* New York: Alfred Knopf.
Moore, T. (1992). *Care of the Soul.* New York: HarperCollins.
Norris, K. (1996). *The Cloister Walk.* New York: Riverhead Books.
Peck, M. S. (1978). *The Road Less Traveled.* New York: Simon & Schuster.
Peck, M. S. (1993). *Further Along the Road Less Traveled.* New York: Simon & Schuster.
Presnall, L. (1959). *Search for Serenity: And How to Achieve It.* Salt Lake City, UT: V.A.F. Publishing.

Suicidal Ideation

Butler, P. (1991). *Talking to Yourself: Learning the Language of Self-Affirmation.* New York: Stein and Day.
Hutschnecker, A. (1951). *The Will to Live.* New York: Cornerstone Library.
Seligman, M. (1990). *Learned Optimism: The Skill to Conquer Life's Obstacles, Large and Small.* New York: Pocket Books.

Type A Behavior

Friedman, M., and Olmer, D. (1984). *Treating Type A Behaviors and Your Heart.* New York: Alfred Knopf.
Glasser, W. (1976). *Positive Addiction.* San Francisco: HarperCollins.

Peck, M. S. (1978). *The Road Less Traveled.* New York: Simon & Schuster.
Peck, M. S. (1993). *Further Along the Road Less Traveled.* New York: Simon & Schuster.
Pirsig, R. (1974). *Zen and the Art of Motorcycle Maintenance.* New York: William Morrow.
Robinson, B. (1993). *Overdoing It.* Deerfield Beach, FL: Health Communications, Inc.

Vocational Stress

Bolles, R. (1992). *What Color Is Your Parachute?* Berkeley, CA: Ten-Speed Press.
Charland, R. (1993). *Career Shifting: Starting Over in a Changing Economy.* Holbrook, MA: Bob Adams.
Jandt, F. (1985). *Win-Win Negotiating: Turning Conflict into Agreement.* New York: John Wiley & Sons.
Weiss, R. (1990). *Staying the Course: The Emotional and Social Lives of Men Who Do Well at Work.* New York: Free Press.

부록 B 제시된 문제들과 관련된 DSM-IV 코드의 목차

Academic Problem **V62.3**
Educational Deficits

Acute Stress Disorder **308.3**
Posttraumatic Stress Disorder

Adjustment Disorder **309.xx**
Posttraumatic Stress Disorder

Adjustment Disorder with Anxiety **309.24**
Anxiety
Intimate Relationship Conflicts
Vocational Stress

Adjustment Disorder with Depressed Mood **309.0**
Depression
Grief/Loss Unresolved
Intimate Relationship Conflicts
Vocational Stress

Adjustment Disorder with Disturbance of Conduct **309.3**
Antisocial Behavior

Agoraphobia without History of Panic Disorder **300.22**
Phobia-Panic/Agoraphobia

Alcohol Abuse **305.00**
Attention Deficit Disorder—Adult
Chemical Dependence
Chemical Dependence—Relapse
Posttraumatic Stress Disorder

Alcohol Dependence **303.90**
Attention Deficit Disorder—Adult
Antisocial Behavior
Chemical Dependence
Chemical Dependence—Relapse
Cognitive Deficits
Dissociation
Family Conflicts
Legal Conflicts
Medical Issues
Obsessive-Compulsive Behaviors
Posttraumatic Stress Disorder
Sexual Abuse
Vocational Stress

Attention Deficit Disorder—Adult

Anxiety Disorder NOS **300.00**
Anxiety
Family Conflicts
Intimate Relationship Conflicts
Obsessive-Compulsive Behaviors
Spiritual Confusion

Brief Psychotic Disorder **298.8**
Psychoticism

Bulimia Nervosa **307.51**
Eating Disorder

Cannabis Abuse **305.20**
Attention Deficit Disorder—Adult
Chemical Dependence

Cannabis Dependence **304.30**
Attention Deficit Disorder—Adult
Chemical Dependence
Chemical Dependence—Relapse
Cognitive Deficits
Posttraumatic Stress Disorder

Circadian Rhythm Sleep Disorder **307.45**
Sleep Disturbance

Cocaine Abuse **305.60**
Chemical Dependence

Cocaine Dependence **304.20**
Antisocial Behavior
Chemical Dependence
Chemical Dependence—Relapse
Family Conflicts
Legal Conflicts
Medical Issues
Posttraumatic Stress Disorder
Vocational Stress

Cognitive Disorder NOS **294.9**
Cognitive Deficits

Conduct Disorder **312.8**

Borderline Personality Disorder **301.83**
Anger Management
Borderline Personality
Dependency
Family Conflicts
Impulse Control Disorder
Posttraumatic Stress Disorder
Suicidal Ideation

Delusional Disorder **297.1**
Paranoid Ideation
Psychoticism

Dementia Due to (Axis III Disorder) **294.1**
Cognitive Deficits

Dementia NOS
Cognitive Deficits

Dependent Personality Disorder **301.6**
Childhood Traumas
Dependency
Eating Disorder
Family Conflicts
Sexual Abuse

Depersonalization Disorder **300.6**
Dissociation
Posttraumatic Stress Disorder

Depressive Disorder NOS **311**
Intimate Relationship Conflicts
Spiritual Confusion

Disorder of Written Expression **315.2**
Educational Deficits

Dissociative Amnesia **300.12**
Dissociation

Dissociative Disorder NOS **300.15**
Dissociation
Posttraumatic Stress Disorder
Sexual Abuse

Anger Management
Antisocial Behavior

Conversion Disorder **300.11**
Chronic Pain
Somatization

Cyclothymic Disorder **301.13**
Attention Deficit Disorder—Adult
Depression
Mania or Hypomania

Dysthymic Disorder **300.4**
Borderline Personality
Chemical Dependence
Chemical Dependence—Relapse
Childhood Traumas
Dependency
Depression
Family Conflicts
Grief/Loss Unresolved
Intimate Relationship Conflicts
Low Self-Esteem
Sexual Abuse
Sleep Disturbance
Social Discomfort
Somatization
Spiritual Confusion
Suicidal Ideation
Vocational Stress

Eating Disorder NOS **307.50**
Eating Disorder

Female Dyspareunia Due to (Axis III Disorder) **625.0**
Female Sexual Dysfunction

Female Hypoactive Sexual Desire Disorder Due to (Axis III Disorder) **625.8**
Female Sexual Dysfunction

Female Orgasmic Disorder **302.73**
Female Sexual Dysfunction

Female Sexual Arousal Disorder **302.72**
Female Sexual Dysfunction

Dissociative Identity Disorder **300.14**
Childhood Traumas
Dissociation
Posttraumatic Stress Disorder
Sexual Abuse

Dyspareunia **302.76**
Female Sexual Dysfunction
Male Sexual Dysfunction

Impulse Control Disorder NOS **312.30**
Attention Deficit Disorder—Adult
Impulse Control Disorder

Intermittent Explosive Disorder **312.34**
Anger Management
Antisocial Behavior
Chemical Dependence
Family Conflicts
Impulse Control Disorder
Intimate Relationship Conflicts

Kleptomania **312.32**
Impulse Control Disorder
Legal Conflicts

Major Depressive Disorder **296.xx**
Childhood Trauma
Depression
Financial Stress
Low Self-Esteem
Obsessive-Compulsive Behaviors
Posttraumatic Stress Disorder
Psychoticism
Sexual Abuse
Sleep Disturbance
Social Discomfort
Spiritual Confusion
Vocational Stress

Major Depressive Disorder, Recurrent **296.3**
Borderline Personality
Chronic Pain
Depression
Grief/Loss Unresolved

Generalized Anxiety Disorder 300.02
- Anxiety
- Childhood Trauma
- Sexual Abuse
- Type A Behavior

Hypoactive Sexual Desire Disorder 302.71
- Female Sexual Dysfunction
- Male Sexual Dysfunction

Hypochondriasis 300.7
- Medical Issues
- Somatization

Male Erectile Disorder 302.72
- Male Sexual Dysfunction

Male Erectile Disorder Due to (Axis III Disorder) 607.84
- Male Sexual Dysfunction

Male Hypoactive Sexual Desire Disorder Due to (Axis III Disorder) 608.89
- Male Sexual Dysfunction

Male Orgasmic Disorder 302.74
- Male Sexual Dysfunction

Mild Mental Retardation 317
- Educational Deficits

Narcissistic Personality Disorder 301.81
- Anger Management
- Antisocial Behavior
- Intimate Relationship Conflicts
- Vocational Stress

Neglect of Child (995.5, Victim) V61.21
- Childhood Traumas

Nightmare Disorder 307.47
- Sleep Disturbance

- Suicidal Ideation

Major Depressive Disorder, Single Episode 296.2x
- Depression
- Grief/Loss Unresolved
- Suicidal Ideation

Maladaptive Health Behaviors Affecting (Axis III Disorder) 316
- Medical Issues

Male Dyspareunia Due to (Axis III Disorder) 608.89
- Male Sexual Dysfunction

Pain Disorder Associated with Psychological Factors 307.80
- Chronic Pain
- Medical Issues
- Somatization

Pain Disorder Associated with Both Psychological Factors and an Axis III Disorder 307.89
- Chronic Pain
- Medical Issues
- Somatization

Panic Disorder with Agoraphobia 300.21
- Phobia-Panic/Agoraphobia
- Social Discomfort

Panic Disorder without Agoraphobia 300.01
- Phobia-Panic/Agoraphobia
- Social Discomfort

Paranoid Personality Disorder 301.0
- Anger Management
- Paranoid Ideation
- Social Discomfort
- Vocational Stress

Pathological Gambling 312.31
- Impulse Control Disorder

Obsessive-Compulsive Disorder 300.3
Childhood Traumas
Chronic Pain
Obsessive-Compulsive Behaviors
Type A Behavior

Obsessive-Compulsive Personality Disorder 301.4
Childhood Traumas
Obsessive-Compulsive Behaviors
Type A Behavior

Occupational Problem V62.2
Vocational Deficits

Opioid Dependence 304.0
Posttraumatic Stress Disorder

Personality Change Due to (Axis III Disorder) 310.1
Anger Management
Cognitive Deficits
Depression
Impulse Control Disorder
Mania or Hypomania
Paranoid Ideation
Psychoticism

Personality Disorder NOS 301.9
Anger Management
Borderline Personality
Family Conflict
Intimate Relationship Conflicts
Posttraumatic Stress Disorder
Vocational Stress

Personality Traits Affecting (Axis III Disorder) 316
Medical Issues

Physical Abuse of Adult (995.81, Victim) V61.1
Dependency
Posttraumatic Stress Disorder

Physical Abuse of Child (995.5, Victim) V61.21
Childhood Traumas
Posttraumatic Stress Disorder

Polysubstance Dependence 304.80
Antisocial Behavior
Chemical Dependence
Chemical Dependence—Relapse
Family Conflicts
Posttraumatic Stress Disorder
Sexual Abuse
Vocational Stress

Posttraumatic Stress Disorder 309.81
Anger Management
Chemical Dependence
Chemical Dependence—Relapse
Childhood Traumas

Reading Disorder 315.00
Educational Deficits

Schizoaffective Disorder 295.70
Depression
Mania or Hypomania
Psychoticism

Schizoid Personality Disorder 301.20
Intimate Relationship Conflicts
Social Discomfort

Schizophrenia 295.xx
Psychoticism

Schizophrenia, Paranoid Type 295.30
Paranoid Ideation
Psychoticism

Schizophreniform Disorder 295.40
Psychoticism

Schizotypal Personality Disorder 301.22
Paranoid Ideation
Social Discomfort

저 자 약 력

▲ Arthur E. Jongsma, Jr.박사

미국 미시간주 Grand Rapids에서 집단사설치료 전문인 Psychological Consultants의 설립자이자 총책임자로, 정신건강 치료 분야에서 20여년이 넘게 다양한 전문 경험을 쌓아왔으며, 청소년 거주센터 및 성인 약물의존 치료 기관의 자문을 담당해 오고 있다.

▲ L. Mark Peterson

사회복지사로 미국 미시간주 Grand Rapids에서 구세군(Salvation Army)의 약물중독 서비스 임상 수퍼바이저로 일하고 있다.

역 자 약 력

▲ 최 영 희

정신과 전문의, 의학박사
고려대학교 의과대학 졸업. 계요병원 진료부장 역임.
미국UCLA 산하 Research Center of Severe Mental Illness의 Clinical and Research Fellowship
인제대학교 신경정신과 책임교수 역임.
한국인지행동치료학회회장
ACT(Academy of Cognitive Therapy) Fellow
메타인지행동치료 연구소장
http://www.mettaa.com

▲ 박 두 성

정신과 전문의
인제대학교 의과대학 졸업.
서울백병원 신경정신과 수료.
인제의대 외래교수
부산 신세계 정신과 의원장
http://www.panic-cbt.com

성인 정신치료 계획 길라잡이

초판인쇄일	2006년 6월 1일
초판발행일	2006년 6월 10일
저 자	Arthur E. Jongsma, Jr.박사
역 자	최영희, 박두성
펴 낸 이	오 무 근
펴 낸 곳	도서출판 **하나의학사**
출판등록	1988년 4월 1일 제 2-541호
주 소	서울시 종로구 홍파동 13-4
전 화	02) 730-2555, 2556
팩 스	02) 730-2557

정가 20,000원

저자와 합의로 인지 생략

ISBN 89-92141-04-1-93510

※ 잘못된 책은 구입처에서 교환해 드립니다.